Ruudy Hock/Angela Staberoh

Ich habe Prostatakrebs
– und warte ab

Watchful waiting: Mein persönlicher Weg nach einer schwerwiegenden Diagnose

Ein Buch zum Nachdenken

Herausgegeben von Ertay Hayit

Hayit, Köln

Wir freuen uns über Ihre Anregungen und Kommentare zu diesem Buch, die Sie gerne an die Verlagsadresse oder auch per E-Mail senden können.

Printausgabe: ISBN 978-3-87322-122-2
E-Book pdf: ISBN 978-3-87322-123-9
E-Book epub: ISBN 978-3-87322-124-6
E-Book mobi: ISBN 978-3-87322-125-3

Impressum:
Herausgeber: Ertay Hayit, M.A.
Autoren: Ruudy Hock/Angela Staberoh
Cover: Uwe Turek, Macologne, Köln
Foto Cover Titel: © ArTo/fotolia
Produktion: Mundo Marketing GmbH, Köln

1. Auflage 2011
© copyright 2011 Mundo Marketing GmbH, Köln

Verlag:
Hayit Medien, eine Unit von Mundo Marketing GmbH
kontakt@hayit.de www.hayit.de

Inhalt

Einleitung des Herausgebers

Ruudy Hock erhält die Diagnose Prostatakrebs – und wartet einfach ab. Im ersten Augenblick hört sich das seltsam an, fast ein wenig zynisch. Wie kann ein Mensch, dem die Ärzte dringend raten sich behandeln zu lassen, sich diesem Weg der modernen Medizin verweigern? Ist es Todesmut oder Gleichgültigkeit oder einfach nur Dummheit? Nichts von alledem. Es ist die Entscheidung für das Leben, für ein weiterhin gutes Leben – trotz Krebs. So lange es nur irgendwie möglich ist.

Watchful waiting – es hört sich so einfach an. Man wartet ab und harrt der Dinge die da kommen. Aber ganz so einfach ist es leider nicht: Es gibt viele Entscheidungen zu treffen, Argumente abzuwägen. Und es bleibt die Ungewissheit, ob man den richtigen Weg gegangen ist. Die Hoffnung, dass die tatsächlich vorhandene Krankheit sich noch lange unterdrücken lässt. Die Angst, dass das ruhende Karzinom doch allzu bald aus dem guten Leben ein schlimmes Leben macht. Und dass Schmerzen, Siechtum und gar der Tod sich nicht verhindern lassen.

Ruudy Hock ist diesen unüblichen Weg gegangen. Und erzählt seine wahre Geschichte mit allen Höhen und Tiefen. Es war sein persönlicher Weg, im festen Vertrauen darauf, dass es der einzig richtige für ihn sein konnte. Und er hat den Kampf gewonnen. Nicht gegen die Krankheit – das Karzinom ist immer noch in seinem Körper vorhanden –, denn sie hat sein Leben nur unwesentlich beeinträchtigt. So dass er auch viele Jahre nach der Diagnose immer noch glücklich leben kann.

Ruudy Hocks Geschichte macht nachdenklich. Und sie macht Mut, sich mit der eigenen Krankheit ausführlich auseinanderzusetzen. Egal welchen Weg man auch geht – auch das zeigt dieser Ratgeber deutlich – so ist dies eine Entscheidung, die jeder selber für sich treffen muss und auch treffen darf.

Ertay Hayit, Köln
Herausgeber

Vorwort

Dieses Buch ist den etwa 60.000 deutschen, 5.000 österreichischen und 4.000 schweizerischen Männern gewidmet, die jährlich neu an einem Prostatakarzinom erkranken.

Es ist außerdem hunderttausenden Männern gewidmet, die sich im Rahmen einer Vorsorgeuntersuchung mit der Frage auseinandersetzen: Soll ich einen PSA-Test durchführen lassen oder nicht. Das Buch kann neue Erkenntnisse liefern, die eine Entscheidung erleichtern.

Die Tatsache, plötzlich zu der Menschengruppe zu gehören, die zuvor meist bemitleidet wurde, löst häufig einen Schock aus. Fast ausschließlich entscheiden sich Neudiagnostizierte für eine Prostataentfernung, Bestrahlungen oder eine Hormonbehandlung. Nicht selten führt erst ein zufällig entdeckter erhöhter PSA-Wert zu dieser Kettenreaktion aus Biopsien und anschließender Therapie.

Die anfängliche Euphorie, mit der die Entdeckung des Prostata-Spezifischen-Antigens einherging, ist inzwischen großer Ernüchterung gewichen. Renommierte Fachleute weltweit hinterfragen heute die Sinnhaftigkeit des PSA-Screenings.

Ruudy Hock, ein Pseudonym für einen Wissenschaftler aus dem Stuttgarter Raum, hat sich überzeugen lassen von fundierten Studien. Sie belegen nur eine geringfügig niedrigere Überlebensrate bei Patienten, die sich nicht behandeln ließen, gegenüber der Gruppe, die sich einem Eingriff unterzog. In unzähligen Interviews erzählte mir der Behandlungsverweigerer seine außergewöhnliche Geschichte. Ich habe sie aufgeschrieben für Männer, die sich ebenfalls die Verstümmelung ihrer Sexualorgane und Inkontinenzprobleme ersparen wollen, bei etwa vergleichbarer Lebenserwartung wie bei therapierten Patienten. Ruudy Hock gibt bewegende Einblicke in eine Philosophie, die es ihm erlaubt, mit einem „schlafenden Karzinom" jeden Tag aufs Neue nachhaltige Glücksgefühle zu generieren.

Betroffene, die sich für eine herkömmliche Therapie entscheiden, finden im Buch eine Auflistung aktueller schulmedizinischer Heilmethoden bei Prostatakrebs, ebenso hilfreiche Adressen für Selbsthilfegruppen und Informationsbroschüren.

Angela Staberoh

Mai 2003 – Die Diagnose

„Da ist was!", meinte der Urologe eher beiläufig, während er behutsam im äußersten Ende meiner Gedärme herumfummelte. Natürlich ist da was, dachte ich, halb belustigt. Es ist die Prostata. Und wahrscheinlich ist sie etwas vergrößert wie bei den meisten älteren Herren. Schließlich gehörte ich mit 61 Jahren ebenfalls zu dieser Gruppe, die sich neuerdings – unzählige sich einschleichende Altersgebrechen geflissentlich verharmlosend – „Best Ager" nennt.

Ich machte mir keine Sorgen um die Prostata. Warum auch? Ein Organ, das nicht die Aufmerksamkeitsschwelle überschreitet mit unangenehmem Zwicken, Brennen oder Funktionsstörungen kann man getrost ignorieren. Weder torkelte ich nachts im Dunkeln schlaftrunken zur Toilette, noch musste ich sie tagsüber häufiger als sonst aufsuchen. Ich wusste, dass es die Prostata gibt und wo sie ungefähr verortet ist. Damit war diese Angelegenheit für mich abgehakt.

Steffi, meine Frau, hatte nicht aufgehört mich zu piesacken: „Geh doch mal zum Urologen! Einfach zur Vorsorge. Alle Männer tun dies!" Natürlich war dies glatt gelogen. Sie wusste genauso gut wie ich selbst, dass zum Leidwesen dieser Zunft die meisten Kerle sich heftigst davor graulen, sensible Urologenhände in ihren Gedärmen herumwühlen zu lassen. Aber die Piesackerin siegte, wie meistens, wenn sie sich etwas in den Kopf gesetzt hatte.

„Da ist was!", wiederholte der Urologe, als er die Einmalhandschuhe abstreifte und sie in eine blaue Tonne neben der Untersuchungsliege warf. Während ich nach meiner Jeans angelte, warf er einen flüchtigen Blick auf meine Patientenakte. „Wir sollten die Verdickung, die ich ertastet habe, unbedingt abklären lassen. Meine Mitarbeiterin wird Ihnen Blut abnehmen für einen PSA-Test.

Und dann lassen Sie sich noch einen Termin für Ende der Woche geben, damit wir das Ergebnis besprechen können."

Er wandte mir nun sein jungenhaftes Gesicht zu und reichte mir die Hand.

Der kleine Piekser tat kaum weh, mit dem mir die Sprechstundenhilfe eine Vene anzapfte. Eigentlich sah ich damit den Gesundheitscheck als abgeschlossen an.

Als ich vier Tage später wieder im Konsultationszimmer dem schmächtigen Urologen gegenüber saß, setzte er eine besorgte Miene auf und presste seine Fingerspitzen gegeneinander: „Ihr PSA-Wert beträgt 5,2. Das ist entschieden zu hoch." Er betrachtete mich eingehend, sichtlich irritiert. „Und Sie haben wirklich keine Probleme beim Wasserlassen?" Ich schüttelte den Kopf.

„Und der Harnstrahl?"

„Keine Veränderung!"

„Erektionsschwierigkeiten?"

„Er steht stramm."

„Häufigeres Aufsuchen der Toilette, vor allem nachts?"

„Nichts dergleichen", verneinte ich geradezu bockig.

„Ich möchte Ihnen trotzdem dringend empfehlen, eine Biopsie durchführen zu lassen", meinte er dann. „Ich führe in meiner Praxis die so genannte Sextantenbiopsie durch. Das heißt, es werden sechs Stanzproben an unterschiedlichen Stellen der Prostata entnommen, die dann zur histologischen Untersuchung an ein Labor geschickt werden." Er hörte auf mit seinen Fingerspitzen zu spielen und verschränkte sie stattdessen ineinander. „Ich hätte nächsten Montag noch einen Termin frei."

Ich konnte ein Unbehagen nicht abschütteln, mir von diesem jungen Urologen die Biopsien durchführen zu lassen, zumal mir irgendwo im Hinterkopf herumschwirrte, einmal gelesen zu haben, dass auch diese Minieingriffe nicht ganz ungefährlich sein sollen.

„Ich möchte für diese Biopsien lieber eine Urologische Klinik aufsuchen."

„Wie Sie wollen", sagte der Urologe leicht säuerlich. Dann zog er eine Schublade auf, aus der er einen Vordruck entnahm. Mit der Überweisung für eine Universitätsklinik verließ ich die Praxis.

Die Maisonne zeigte sich von ihrer großzügigen Seite mit hoch sommerlichen Temperaturen, als ich mich auf mein Fahrrad schwang, um nach Hause zu fahren. Was wohl Steffi sagen würde zu dieser unerwarteten Wende eines Routinechecks?

Als welch unglaublicher Glücksgriff sich diese Frau entpuppt hat! Auch wenn sie nur wenige Wochen, nachdem wir uns vor dem Traualtar etwas unbeholfen die Eheringe an die jeweiligen Finger gesteckt hatten, fluchtartig das gemeinsame Schlafzimmer verlassen hatte. Was sie nicht daran hinderte, zweimal schwanger zu werden. Ihr Auszug ersparte mir eine Operation zur Begradigung meiner krumm gewachsenen Nasenscheidewand. Eine lästige Verkrümmung, die mich jede Nacht mit großem Getöse gefühlte zwei Festmeter Holz zersägen ließ.

Diese wunderbare Frau boykottiert nicht nur seit mehr als 30 Jahren das gemeinsame Ehebett, sondern weigert sich auch, ein Bügeleisen in die Hand zu nehmen. Mit der sachlichen Begründung, dass sie keine Lust hätte, ihr Leben mit einer solch unnützen Tätigkeit zu verplempern. Um die Sinnlosigkeit des Plättens zu untermauern, setzte sie meist noch mit einem kleinen Augenzwinkern eins drauf: „Ich bin sicher, dass du auch mit ungebügelten Hemden Vorstandsvorsitzender des Daimler-Konzerns geworden wärst. Es muss an anderen Dingen gelegen haben, dass man dir diesen Job nicht angeboten hat." Bis heute ist es mir nicht gelungen, überzeugende Gegenargumente zu finden.

Wo gibt es eine Frau, die toleriert, dass ich als notorischer Pfeifenraucher die Wohnung verpeste und einen hartnäckigen, nur bedingt attraktiven Grauschleier auf Tapeten, Gardinen und Fensterscheiben produziere? Wo gibt es die Frau, die vorwiegend analytisch denkt, Astrologie als Humbug ansieht, die zeugungsfreie Empfängnis der Jungfrau Maria für absurd hält und – nachdem sie mit unverhohlener Lust an Klatsch und Tratsch die neuesten Ausgaben der Regenbogenpresse durchgeblättert hat – sich von Demokrit, Seneca und Spinoza einlullen lässt? Wo gibt es die Frau, für die es sich lohnt, auch nach drei Ehejahrzehnten Liebesgedichte zu schreiben? Wo gibt es die Frau, die es versteht, fast immer einen mit Zärtlichkeit gefütterten, unsichtbaren Wohlfühlmantel über mich zu stülpen?

Mit ihr zusammen leere ich jeden Abend (mit Ausnahme der Schwangerschaften und Stillzeiten) eine Flasche „Heilbronner Wartberg". Und für diese Gefährtin werfe ich jeden Morgen die Kaffeemaschine an und fahre zum Bäcker, um frische Brötchen zu besorgen. Aber auch sie ist nicht perfekt. Denn sie ist nachtragend wie ein Elefant. Und deshalb bin ich es in der Regel, der nach einer Kabbelei, meist über harmlose Nichtigkeiten, auf eine Aussprache drängt.

Ich werde nachher im Internet surfen und in Erfahrung bringen, welche Uniklinik in Frage kommt, dachte ich, während ich das Fahrrad in den Schuppen vor dem Haus verstaute. „Hallo, Ruudy", begrüßte mich Steffi mit ihrer hellen klaren Stimme. Sie war mir entgegengeeilt, nachdem sie das Knarren der Haustüre gehört hatte. „Alles in Ordnung?" Ich sollte die Türe mal wieder ölen, schoss es mir durch den Kopf, als ich sie hinter mir zuschwingen ließ.

„Jein!", sagte ich und zeigte ihr die Überweisung. „Der Urologe meinte, ich sollte eine Biopsie durchführen lassen. Er will einfach auf Nummer Sicher gehen, nachdem der PSA-Wert nicht im Normbereich liegt."

Steffi wirkte etwas verunsichert. „Du wirst sehen, es handelt sich bloß um eine vergrößerte Prostata, die er ertastet hat, denn ich habe ja null Beschwerden", beruhigte ich sie.

Nach ausgedehntem „Googeln" entschied ich mich für eine Universitätsklinik nördlich des Mains, die mir aufgrund der Internetrecherchen am besten geeignet erschien.

Steffi fand, dass wir bei dieser Gelegenheit auch unsere holländischen Freunde treffen könnten, die in der Nähe des Krankenhauses einen Haustausch geplant hatten. Ihre unkonventionelle Art Urlaub zu machen erschien uns absolut exotisch, für Mareijke und Jan-Willem war es jedoch ein jährliches Muss. Wie konnte jemand nur einen ganzen Tag lang sein Haus vom Dachboden bis zum Keller auf Hochglanz schrubben, rappelvolle Schlafzimmerschränke zur Hälfte ausräumen und fremde Menschen sich auf seinen Bettlaken räkeln lassen? Mareijke und Jan-Willem schworen auf einen interkulturellen holländisch-deutschen Milbenaustausch auf den jeweiligen Matratzen.

Bei der Anmeldung für eine Biopsie warnte uns die Sekretärin vor der Parkplatzmisere am Klinikum. Wir müssten möglicherweise einen längeren Fußmarsch in Kauf nehmen. Als wir vier Wochen später am weitläufigen und proppenvollen Parkplatz der Klinik vorfuhren, hatten wir Glück. Wie alle optimistischen Autofahrer versuchten wir es gleich in der vordersten Front. Wir wurden fündig. Nach der intellektuell anspruchsvollen Herausforderung, sich in dem Gewirr von Beschriftungen, Gängen und Abteilungen zurechtzufinden, stießen wir auf das Wartezimmer der Urologie. Wie alle anderen Biopsiekandidaten füllte ich sorgfältig den Fragebogen aus. Ein älterer Herr links von mir, Typ Grandseigneur, elegant gekleidet, mit vollen, aus der Stirn gekämmten grauen Haaren, legte sorgenvoll die Stirn in Falten. Ich hörte, wie er seiner blonden Begleiterin, vom Alter her seine Tochter, von ihrem Verhalten her zu schließen eher die Lebensgefährtin, zutuschelte: „Wie oft muss ich denn jetzt nachts raus? Drei oder vier Mal?" „Fünf Mal!",

flötete sie ihm ungerührt ins Ohr und zeigte ihm unmissverständ-
lich, wo er auf dem Blatt Papier das Kreuzchen zu machen hätte.

Steffi drückte mir aufmunternd die Hand, als der Assistenzarzt die
Tür zum Untersuchungszimmer öffnete und rief: „Herr Hock, bitte!"

Als mich nach etwa 45 Minuten der Doktor wieder ins Wartezimmer
entließ und den Grandseigneur zum Mitkommen aufforderte, sprang
Steffi aus ihrem Kunststoffsessel hoch und ging mir ein paar Schrit-
te entgegen. Sie sah mich unverwandt an und fragte fast etwas
atemlos: „Und?"

„Ich habe vermutlich Krebs!", sagte ich. Steffi starrte mich ungläu-
big an. „Das darf doch nicht wahr sein!", stammelte sie. Ich wiederholte sanft: „Ich habe ziemlich sicher Krebs." Dann griff ich
nach ihrer Hand und suchte mit ihr den Weg nach draußen. Nur weg
von hier, aus diesem Gebäude mit den verwirrenden Beschriftungen
und Wegweisern, mit der Lizenz zum Heilen oder Sterbenlassen.
Raus ins Grüne. In den Park. Und dann auf eine Parkbank. „Es ist
möglich, dass der Krebs bereits die Kapsel durchbrochen hat, das
heißt, er ist nicht mehr ausschließlich auf die Prostata begrenzt",
erläuterte ich Steffi die niederschmetternde Diagnose.

„Aber wie kann das denn sein!", rief Steffi verwundert. „Du hast
doch gar keine Symptome!" Ich zuckte mit den Schultern. „Der Typ
sagte, es gäbe genügend Fälle, die total beschwerdefrei verlaufen
und bei denen der Krebs trotzdem schon weit vorgeschritten ist.
Und er meinte, dass vielleicht eine Operation gar nicht mehr durch-
führbar sei, wenn der Krebs, wie bei mir, sich möglicherweise schon
in das umliegende Gewebe hineingefressen hat."

Jetzt kommen im Kino die großen pathetischen Szenen, dachte ich,
in denen die Protagonisten sich fühlen, als ob man ihnen den
Boden unter den Füßen wegzöge. Begleitet von der Inszenierung
eines hemmungslosen Emotionsprogrammes: Weinen, Wehklagen,
hoher Taschentuchverbrauch, Rebellion und Feilschen um Lebenszeit. Wir jedoch hielten uns stumm an den Händen und beobach-
teten interessiert ein rotbraunes Eichhörnchen, das behände einen

Baumstamm hinauflief, kurz innehielt und dann aus unserem Blick-
feld verschwand. Vielleicht hat das Eichhörnchen auch Krebs,
schoss es mir durch den Kopf, nur weiß es nichts davon. Vielleicht
kommt der Schock erst später. Fein dosiert. Vielleicht wird uns die
Tragweite der heutigen Diagnose erst in ein paar Tagen bewusst
werden.

Als wir abends beim Italiener Mareijke und Jan-Willem gegenüber
saßen, wartete ich geradezu ungeduldig auf ihre Frage: Und was ist
bei der Untersuchung herausgekommen? Denn wir hatten sie vorab
informiert, dass wir morgens in der Universitätsklinik sein würden.
Sie schienen jedoch diesen Termin total vergessen oder ihm keine
allzu große Bedeutung beigemessen zu haben, denn sie plauderten
mit großer Begeisterung über ihre Enkelkinder und über ihren letztjährigen Haustausch in England. Erst als ich den Kellner um die
Rechnung bat, stellten sie die seit Stunden erwartete Frage. Sie
schienen von den Neuigkeiten nicht sonderlich beeindruckt zu sein.
Kein peinlicher Tränenausbruch, in die Arme nehmen und verhalte-
nes Stammeln: Ach Gott, wie schrecklich, dass es gerade dich treffen muss. Wir werden mit dir leiden.

Welche Erleichterung. Denn ich hasse schwülstige, in Bewegung
und Sprache transportierte Seelenerregungen. Sie reagierten ebenso wie wir. Gelassen. Stattdessen sachliche Fragen: „Was hast du
jetzt vor?", und „Wird das euer Leben verändern?"

Ja, das wusste ich selbst noch nicht so recht. Vielleicht würde ich
unsere Freunde ja gar nicht mehr wiedersehen, kam es mir plötzlich
in den Sinn, während ich das Wechselgeld einsteckte. Vielleicht
würde ich nächstes Jahr schon zu schwach sein, um mehrere hundert Kilometer auf der Autobahn zu bewältigen.

Während der Heimfahrt nahm ich mir vor, in den darauf folgenden
Tagen jede freie Minute im Internet zu surfen, um alle zur Zeit ver-
fügbaren Therapiemöglichkeiten auszuloten. Denn ich wollte dem
Urologen gut informiert, das heißt auf Augenhöhe gegenüber sit-
zen, auch wenn er einen halben Kopf kleiner war als ich und in der

Tat zu mir aufblicken musste. Das Klinikum würde die Untersuchungsergebnisse an ihn schicken, damit er die weitere Behandlung mit mir absprechen konnte.

Es war unglaublich, welche Fülle an ernst zu nehmenden Behandlungsmethoden im Internet angeboten wurde. Ein breites Spektrum tat sich vor mir auf, beginnend mit HIFU (hoch intensiver fokussierter Ultraschall), der totalen Prostataentfernung, bis zur Hormontherapie. Die diversen Anbieter, sprich Unikliniken, schienen wie umsatzsüchtige Teppichhändler auf einem orientalischen Bazar ihre Ware anzubieten: Schaut her, ihr Prostata-geplagten Männer, kauft meine Therapie. Sie ist die allerbeste und vielfach erprobt. Ja nun, welche nehme ich denn jetzt? Wenn alle 15 von Google ausgespuckten Behandlungsmethoden dieselben Heilsversprechen abgeben, wer hat die Nase wenigstens einen Tick weiter vorne? Und mein Urologe? Wird er mir nicht genau die Therapie empfehlen, die das Institut propagiert, an dem er seine Ausbildung erhielt?

Nach mehreren Stunden intensiven Surfens im Internet unterdrückte ich einen leisen Fluch. Ich wusste nicht, was mehr schmerzte: der Nacken oder das Kreuz? Obwohl ich wie elektrisiert auf eine statistische Auswertung starrte, die unterschiedliche Vorgehensweisen bei Prostatakrebs mit den jeweiligen Überlebensraten gegenüberstellte, zwang ich mich abzubrechen und Lockerungsübungen durchzuführen. Arme kreisen und kräftig ausschütteln. Dann auf alle viere, tief durchatmen und mehrmals einen Katzbuckel nach oben drücken. Nachdem die Verspannungen sich auf ein erträgliches Maß eingependelt hatten, ließ ich einen Artikel des renommierten englischen Journals „The Lancet" vom März 1997 ausdrucken.

Ja, das war's! Das war die Lösung für mich. Maßgeschneidert. Und wahrscheinlich ein Graus für alle Urologen: „Watchful waiting" – beobachtendes Abwarten.

In dieser Langzeitstudie an 59.876 Krebspatienten zwischen 50 und 79 Jahre alt wurde die 10-jährige Überlebensrate untersucht.

Überlebensrate in % nach 10 Jahren

(gestaffelt nach den Malignitätsgraden 1-3)

	Grad 1	Grad 2	Grad 3
Operation (Prostataentfernung)	94	87	67
Bestrahlung	90	76	53
Beobachtendes Abwarten	93	77	45

Diese Aussage schien unglaublich: Von den Männern mit Krebs im Stadium 1 und 2, die sich nicht behandeln ließen, lebten nach 10 Jahren fast ebenso viele wie von der Gruppe, die sich einer RPE (Prostataentfernung) unterzogen. Aufhorchen ließ mich die Erwähnung, dass Bestrahlungen eher lebensverkürzende Wirkung zeigten.

Nur die Gruppe der Grad 3-Patienten, bei denen das Karzinom sich bereits über die Prostata hinaus ausgebreitet hatte, profitierte von einer Entfernung der Vorsteherdrüse.

Auch wenn mir die Resultate der Gewebsproben noch nicht vorlagen, nahm ich an, dass mein Karzinom vermutlich dem Grad 2 entsprach. Und dies würde bedeuten, dass meine statistische Überlebenschance, auf 10 Jahre berechnet, nur etwa 10 % unter der von Patienten lag, die sich die Vorsteherdrüse entfernen ließen.

Obwohl ich eigentlich zu der Winston Churchill zugeschriebenen Überzeugung tendierte: „Traue nur der Statistik, die du selbst gefälscht hast", beschloss ich, dieser Statistik ausnahmsweise Vertrauen zu schenken. Damit würde ich mir die grundsätzlichen Operationsrisiken ersparen, mit allen denkbaren Folgeschäden wie Inkontinenz oder Impotenz und Wundheilungsstörungen und bei einer Bestrahlung mögliche chronische Entzündungen im Enddarmbereich.

Die spezifischen Eigenheiten von Statistiken waren mir vollkommen bewusst. Die Aussage, dass die Wahrscheinlichkeit für einen Staudamm zu brechen 1 : 5000 beträgt, bedeutet natürlich, dass er schon morgen zerbersten, aber auch länger als 5000 Jahre halten kann. Übertragen auf meinen Krebs hieß dies, er kann sich schon morgen mit sich nicht mehr zurückbildenden Symptomen melden, weiter fortschreiten und Metastasen bilden. Ich kann aber auch erst hoch betagt, im Alter von hundert Jahren, in konfliktfreier Eintracht mit meiner kanzerösen Geschwulst das Zeitliche segnen.

Steffi zeigte sich begeistert von dem Weg, den ich einschlagen wollte. „Du weißt", sagte sie erleichtert, „ich würde hinter jedem Entschluss stehen, den du triffst. Aber ich bin trotz allem froh, dass du dich für diese Methode entschieden hast.

Wir beschlossen, nur zwei eng befreundeten Ehepaaren und meiner Schwiegermutter von meiner Krebserkrankung zu erzählen. Und sonst niemandem. Denn ich befürchtete, dass sich bei einer Offenlegung unser Umfeld in zwei Lager spalten könnte: die Bagatellisierer und die Schwarzmaler. Die Ersteren würden meine Krebserkrankung anzweifeln, weil es einfach undenkbar ist, sich danach nicht einer aggressiven Therapie zu unterziehen. Und die Letzteren würden mich als armen Irren betrachten, der wackeren Schrittes seinem Grab zustiefelt. Ich verspürte keinerlei Lust, meine Therapieverweigerung ständig zu rechtfertigen und die Basis dafür zu erläutern.

Außerdem entschieden wir uns, diese neue Situation auch unseren Kindern vorzuenthalten. Dazu war noch Zeit genug, sollten sich Symptome manifestieren. Warum sollten wir sie jetzt schon zum Mitleiden verdammen, vor allem, da es dafür noch gar keinen Anlass gab?

Aber, schoss es mir durch den Kopf, vielleicht sollte ich beim ersten Termin mit dem Urologen doch noch mit meiner Entscheidung hinter dem Berg halten. Es bestand ja immerhin noch die winzige Möglichkeit, dass er mich von einer Therapie überzeugen kann.

Als ich gerade im Begriff war, mich auf das Fahrrad zu schwingen, um den Besprechungstermin beim Urologen wahrzunehmen, rief mir Steffi zu: „Und vergiss nicht, auf dem Heimweg in der Confiserie für heute Abend noch Pralinen zu besorgen!" Ja, seufzte ich genießerisch vor mich hin, während ich mich auf den Sattel schwang, wir sind nicht nur dem Trollinger, sondern auch noch der Völlerei zugetan.

„Herr Hock, hier ist der Befund des Klinikums." Der Urologe wedelte kurz mit einem DINA 4-Blatt vor seinem Gesicht herum, bevor er vorlas.

„Histologischer Befund.

Histologisch zeigt das getrennt und in Stufen untersuchte Material Prostatagewebe mit diffuser Infiltration atypischer drüsiger Zellverbände mit vergrößerten polymorphen Zellkernen mit deutlichen Nukleolen, fehlenden Basalzellen und herdförmig deutlichen intraluminalen Collagen-Bodies und herdförmiger Schleimbildung. Daneben eine Nervenscheideninvasion erkennbar mit Verdacht auf extraprotatische Ausbreitung. Prostatastanzzylinder mit einem muzinösen Prostatakarzinom mit Gleason-Muster 3 + 4 = 7, muzinöser Fibroblasie, herdförmiger Nervenscheideninvasion und diffuser Infiltration der gesamten Stanzzylinder. Klinisches Stadium UT2b."

Ich starrte den Vorleser ziemlich irritiert an. Hätte er mir den Befund auf Chinesisch erläutert, so wäre nicht viel mehr bei mir angekommen. Wahrscheinlich dachte er, als Naturwissenschaftler sei mir die Medizinterminologie vertraut.

Hängen blieben nur Prostatakarzinom, Verdacht auf extraprotatische Ausbreitung, die Zahl 7 des Gleason-Scores und T2b als Festlegung des klinischen Stadiums.

Ich nickte. „Wenn Sie mir bitte eine Kopie machen könnten." Der Urologe drückte auf die Taste einer Sprechanlage und rief eine Assistentin herein. Dann wandte er sich mir wieder zu. „Sie scheinen das Untersuchungsergebnis mit großer Fassung zu tragen."

„Ich habe damit gerechnet", sagte ich schlicht.

„Sie sollten sich so schnell wie möglich die Prostata entfernen lassen. Je eher sie draußen ist, desto besser sind die Heilungschancen." Er begann umständlich in einem hohen Papierberg zu seiner Linken herum zu kramen. „Ich würde Ihnen die Urologie in Tübingen empfehlen." Er schien fündig geworden zu sein, denn er hörte auf zu suchen und reichte mir die Kopie eines Fachartikels. „Ich war dort Assistenzarzt. Die Operateure sind wirklich erstklassig."

„Und wie sieht es mit Bestrahlungen aus?"

„Ich an Ihrer Stelle würde auf Operation setzen, denn es ist ja nicht eindeutig, ob das Karzinom die Kapsel bereits verlassen hat."

Ich faltete die Kopie etwas unordentlich zusammen und verstaute sie in meiner Hosentasche. „Bis nächste Woche werde ich es mir überlegen."

„Ach ja, bevor ich es vergesse", sagte er beim Aufstehen, „rauchen Sie?"

„Ja, seit dreißig Jahren."

„Ich möchte Ihnen dringend empfehlen, damit aufzuhören. Rauchen begünstigt das Krebswachstum. Sie tun sich damit keinen Gefallen."

„Auch darüber werde ich nachdenken", räumte ich gönnerhaft ein, während ich ihm die Hand reichte. Ein Glück, dass er nicht Gedanken lesen konnte, denn natürlich dachte ich nicht im Traum daran, auch nur eine Pfeife täglich weniger zu rauchen. Die Antiraucherkampagne mit der Aussage, dass Rauchen Krebs verursacht, hatte sich selbst bis zu mir herumgesprochen. Ich musste an Steffis Bemerkung oder besser Drohung denken, die sie mit ihrem unvergleichlichen Einfühlungsvermögen einmal los gelassen hatte: „Untersteh´ dich zu jammern, solltest du einmal Lungen-, Zungen- oder Kehlkopfkrebs bekommen. Denn du bist selbst schuld daran, wenn du das Rauchen nicht lassen kannst." Hoch und heilig hatte ich ihr versprochen, in diesem Fall mich niemals zu beklagen. Ich grinste beruhigt vor mich hin, das Versprechen galt ja nicht für die Prostata.

Besorgt blickte ich zum Himmel, als ich aus der Praxis auf die Straße trat. Eine schwarze Wolke hatte sich über dem spitzen Dach des gegenüberliegenden Hauses drohend aufgetürmt. Sie versprach nichts Gutes. Vielleicht sogar ein Gewitter. Auf keinen Fall durfte ich beim Nachhausefahren die zart schmelzenden herbsüßen Schokotrüffel vergessen, auch wenn ich durch den Umweg möglicherweise pitschnass werden würde. Als ich die Gartentüre öffnete, fielen die ersten dicken Regentropfen.

Am nächsten Tag entlockte ich dem Internet die Gleason-Skala. Sie listet die Aggressivität des Krebses auf. Die Zahl wird durch den Pathologen aufgrund des Zellbefundes der Biopsie festgelegt. Nach diesem System fällt mein Karzinom unter Grad 2: „Wenig differenziertes Adenokarzinom ohne oder mit einzelnen kribriformen Herden und mäßiger Kernoplasie. Er befindet sich aktuell im klinischen Stadium nach dem TNM System T2b (das Kürzel steht für Tumor, Nodi, d.h. Lymphknoten, und Metastasen). Dies bedeutet, dass die Geschwulst mehr als die Hälfte eines Lappens, jedoch nicht beide befallen hat.

Aus der Behandlungsempfehlung bei Stadium T2b geht hervor, dass entweder Bestrahlung, eventuell kombiniert mit einer Hormontherapie, oder eine Prostataentfernung indiziert ist. Beobachtendes Abwarten als Alternative, wenn überhaupt, ist nur für das Stadium 1 (mikroskopisch kleiner, nicht ertastbarer Tumor) vorgesehen.

Diese Indizien ließen mich bereits erahnen, wie das Gespräch mit dem Facharzt ablaufen würde.

Seltsam, dachte ich, als ich wenige Tage später versuchte, meinen Oberkörper um 90 Grad zur rechten Seite abzuwinkeln, dass mir das nicht schon früher aufgefallen ist. Nur in dieser unbequemen Position gelang es mir, im Behandlungszimmer die Worte zu entziffern, die an der weiß gekalkten Wand vertikal vom Boden bis zur Decke in dezentem Grau aufgemalt waren: „Ich liebe Sonnenuntergänge sehr. Komm, wir schauen einen Sonnenuntergang an!" Ein leises Knacken der Türklinke und ich saß wieder kerzengerade.

„Herr Hock, für welche Therapie haben Sie sich nun entschieden?", fragte mich der junge Arzt in väterlichem Ton. Eigentlich mag ich ja dieses paternalistische Gehabe überhaupt nicht, schoss es mir durch den Kopf. Aber die geografische Lage der Praxis sprach einfach für sich. Ich konnte sie bequem mit dem Fahrrad erreichen.

„Für gar keine!"

Der Arzt starrte mich mit offenem Mund an. „Habe ich Sie richtig verstanden, Sie wollen weder eine Prostatektomie durchführen lassen noch sich einer Strahlentherapie unterziehen?"

„So ist es", bestätigte ich.

Er sprang aus seinem schwarzledernen Sessel mit der hohen Rückenlehne hoch und lief erregt hin und her. Vom geklappten Fenster hinter mir bis zur Wand mit dem kryptischen Text und dann wieder zurück. Irgendwann werde ich ihn fragen, was es mit dem Gekritzel auf sich hat, nahm ich mir vor. Noch immer rannte er hin und her. Er verhielt sich dermaßen verstört, als ob es sich um seine eigene Vorsteherdrüse handelte und nicht um meine. Dann setzte er sich wieder in den Sessel und stieß hervor: „Sie sind erst 61 Jahre alt. Das kann sich ein 80 Jahre alter Mann leisten, aber nicht Sie. Wenn Sie bei dieser Haltung bleiben sollten, werden Sie Ihre Lebenserwartung beträchtlich verkürzen."

Ich schüttelte den Kopf, zog eine Kopie des Lancet-Artikels heraus und legte sie auf den Tisch. „Hier drin steht, dass beim Status T2b die Lebenserwartung nur wenig geringer ist im Vergleich zu operierten oder bestrahlten Patienten. Und ich sehe nicht ein, warum ich die Risiken und Nebenwirkungen dieser Behandlungsmethoden, heute sagt man wohl Kollateralschäden dazu, auf mich nehmen soll bei nur unbedeutendem Zeitgewinn.

„Pah!", schnaubte er uneinsichtig, „Statistiken sind geduldig! Ich kenne keinen einzigen Patienten, der sich nicht operieren ließ oder einer Bestrahlung unterzog. Sie werden es sicher noch bereuen, nicht meinem Rat gefolgt zu sein." Ich ergriff die verschmähte Kopie auf seinem Schreibtisch und erhob mich.

Während ich zu Hause Steffi meine Lederjacke zum Aufhängen am Garderobenhaken überreichte, seufzte ich: „Ich werde mir wohl einen neuen Urologen suchen müssen. Eigentlich war ich mit ihm ja zufrieden, auch wenn er sich etwas partnerschaftlicher verhalten könnte. Er hat genau so reagiert, wie ich es vermutet habe. Total ablehnend."

Steffi zupfte ein paar Flusen von meiner Jacke. „Der einzige Nachteil bei einem anderen Arzt ist, dass du dann immer das Auto nehmen musst. Außerdem wirst du wahrscheinlich einige abklappern müssen, bis du einen findest, der deine Entscheidung mit trägt und dir dann zur Seite steht."

Als wir am nächsten Morgen beim Frühstück saßen, klingelte das Telefon. Noch mit vollem Mund kauend, nahm Steffi den Hörer ab. Dann reichte sie ihn mir und tuschelte leise: „Es ist der Urologe."

„Ja, bitte!" Meine Stimme klang äußerst kühl.

„Herr Hock, ich möchte mich entschuldigen wegen gestern. Sie müssen das verstehen. Ich war wie vor den Kopf gestoßen, als Sie mir eröffneten, keine Behandlung zu wollen. Der Impuls, Ihr Leben zu retten, war einfach zu übermächtig." Er holte tief Luft und hüstelte leicht. „Ich bin bereit, Ihre Therapieverweigerung zu akzeptieren. Wenn Sie wollen, werde ich Sie auch weiterhin betreuen."

Ich wechselte den Hörer vom linken Ohr zu meinem rechten und schluckte währenddessen noch die letzten Reste des mit Honig beschmierten Frühstücksbrötchens hinunter. „Und wie stellen Sie sich das vor?"

„Ich würde Ihnen vorschlagen, zweimal im Jahr eine PSA-Bestimmung vornehmen zu lassen. Mit diesen Werten können wir dann
feststellen, mit welcher Geschwindigkeit der Krebs weiter wächst
und in welchem Zeitraum sich die PSA-Zahl verdoppelt."

Ich überlegte nur kurz. „Ihr Angebot werde ich gerne annehmen."

„Selbstverständlich behandle ich Sie auch, falls Krankheitssympto-
me auftreten sollten", meinte er noch, bevor er sich verabschiede-
te.

„Jetzt bin ich doch froh über seinen 180 Grad Schwenk. Das erspart
mir die leidige Suche nach einem neuen Arzt", bemerkte ich zu
Steffi, während ich hausgemachte Erdbeermarmelade auf eine Bröt-
chenhälfte kleckste.

Wenige Monate später räkelte ich mich rundum faul und zufrieden
auf dem Liegestuhl unter dem ausladenden dichten Blätterdach
unseres alten Nussbaumes. Auf dem Gartentisch standen noch die
mit Krümel besäten Teller der Kaffeetafel. Reste eines Zwetschgen-
kuchens. Ich liebe Zwetschgenkuchen mit knackigen Streuseln und
Schlagsahne. Eine unerschrockene Kohlmeise hüpfte auf einem der
Teller herum und pickte sich die dicksten Bröckchen. Dann ließ sie
sich am Tischrand nieder. Bevor sie wegflog, hinterließ sie als
ungebetenes Dankeschön für die Gratisverköstigung noch ein win-
zigkleines weißschwarzes Häufchen auf dem Tisch.

Durch das geöffnete Wohnzimmerfenster hörte ich Steffi heftig flu-
chen. Sie verfasste gerade für die Regionalzeitung einen Artikel
über den schwäbischen Dichter Gustav Schwab. Es würde nicht
lange dauern, bis ein langgezogenes „Ruuuudy" zu vernehmen
wäre, „komm doch mal, der Drucker spinnt." Obwohl meine Lebensgefährtin mir mit ihrer notorischen Inkompetenz am Rechner
gehörig auf den Nerven herumtrampelte, liebte ich sie.

Ich liebe ihr schütter gewordenes angegrautes Haar. Ich liebe nicht
nur ihre niedlichen Lachfältchen, sondern auch die tief eingegra-
benen Längsfalten auf ihrer Stirn. Ich liebe ihr Lächeln, das mir

auch einen trüben Tag heiter und sonnig erscheinen lässt. Ich liebe ihre mit den Jahren etwas breit gewordenen Hüften, ihre Cellulite an den Oberschenkeln und ihre erschlafften Wangen. Um ehrlich zu sein, nehmen nur andere diese Veränderungen an ihr wahr. Mir erscheint sie immer noch so jung und hübsch wie vor 35 Jahren, als ich mich Hals über Kopf in sie verliebt hatte.

Während ich meine Blicke durch das dichte Blätterwerk des Nussbaumes schweifen ließ, das hier und dort bereits mit fahlgelben Tupfen und schwarzbraunen Klecksen die untrüglichen Merkmale des Herbstes anzeigte, fiel mir plötzlich auf, dass der Schock über die Tatsache meiner Krebserkrankung ausgeblieben war. Keine Fassungslosigkeit, kein Aufschrei, keine nutzlose Fragestellung: Warum gerade ich?, keine Mutlosigkeit und kein zähes Schachern um Lebenszeit. Seit der Diagnose lebe ich mit einem ruhenden Karzinom, ohne ihm große Beachtung zu schenken. Ebenso wie Millionen Neapolitaner es sich am Fuße des unberechenbaren Vesuv gut gehen lassen, ohne dass die ständige Gefahr ihr tägliches Leben in irgendeiner Form beeinträchtigt. Vielleicht wirft gelegentlich ein Pizzabäcker einen prüfenden Blick auf ihn, um sich dann wieder seinen dünnen Teigfladen zuzuwenden. Sorglosigkeit in seiner reinsten Form.

Mir ist jedoch bewusst, dass ich im Falle des Auftretens von Metastasen möglicherweise ebenso nervös oder chaotisch reagieren werde wie die Neapolitaner, sollte ihr Hausberg ihnen Asche und Lava auf ihre Dächer spucken. Aber bis dieser Tag X eintritt, pfeife ich auf den Krebs ebenso wie die Menschen der italienischen Millionenstadt auf ihren leise vor sich hin grummelnden Vulkan. Wir sind beide Weltmeister im Ignorieren.

Woher nehme ich diesen Gleichmut? Ganz einfach. Andere haben ihn mir vorgelebt. Weise Männer, mit denen ich mich niemals werde messen können, deren Erkenntnisse jedoch ein ganz klein wenig auf mich abgefärbt haben. Allen voran Baruch de Spinoza, einer der größten Philosophen des Abendlandes. Mit seiner Aussage: „Ich für mein Teil betrachte die Natur nicht anders als in ihrer Gesamtheit, als unendlich und höchst vollkommen", pflegte er ungewöhnliches perspektivisches Sehen. Diese Weitsicht kann nur ein Denker gewinnen, der sich geistig Milliarden von Lichtjahren von der Erde entfernt und aus dieser gewaltigen Distanz die Geschehnisse auf unserem Globus betrachtet. Ohne Gewichtung, ohne Wertung, ohne Parteilichkeit.

Mit dem Ablegen der anthropozentrischen Sichtweise stellen sich alle biologischen Strukturen als gleichwertig dar: das Bakterium Staphylokokkus ebenso wie eine Amöbe, ein Brachiosauros oder ein Mitglied der Spezies Homo sapiens. Sie alle unterliegen derselben Regel: Werden und Vergehen. Und ich bin überzeugt davon, dass Spinoza nicht eine einzige Sekunde an der Vollkommenheit der Kohlenstoffatome, aus denen wir bestehen, und die vor Milliarden von Jahren im Herzen eines Stern entstanden sind, gezweifelt hat. Seine häretischen Gedanken veranlassten 1656 die portugiesisch-israelitische Gemeinde in Amsterdam, den Bannfluch über ihn zu verhängen. Er starb im Alter von nur 45 Jahren an Tuberkulose. Welch ungewöhnlich geistige Größe eines Mannes, der sich fast mehr als ein Jahrzehnt lang die Seele aus dem Leib gehustet hat.

Ein orientalischer Kollege des holländischen Philosophen formulierte diese kosmische Perspektive schon 2500 Jahre zuvor mit eindringlicher Intensität: „Alles hat seine Zeit. Geboren werden hat seine Zeit, Sterben hat seine Zeit. (...) So sah ich denn, dass es nichts Besseres gibt, als dass ein Mensch fröhlich sei bei seiner Arbeit, das ist sein Teil. Denn wer könnte ihn dahin bringen, dass er sehe, was nach ihm geschehen wird."

Die Bibelfesten werden sofort erkannt haben, um welch weisen Herrn es sich hierbei handelt, der wärmstens empfiehlt, sich nicht über unabänderliche verdrießliche Lebensumstände aufzuregen, sondern sich von den kleinen Freuden des Alltags tragen zu lassen. Kein Geringerer als König Salomon schlug der Nachwelt diese hedonistische Weltanschauung vor.

Als Schlüsselerlebnis zu der Einsicht, den Augenblick mit allen Sinnen zu genießen, diente sicherlich der plötzliche Tod meines Vaters. Er starb im Alter von 60 Jahren an einem Gehirnschlag. Dieses Lebensalter lässt einen aufmerksamen Beobachter leicht ins Grübeln geraten. Es scheint, dass wir mit dem Erreichen dieser magischen Zahl das biologische Verfallsdatum erreicht haben. Ich kenne niemanden in meinem etwa gleichaltrigen Bekanntenkreis, der nicht über irgendwelche lästige Gebrechen klagt. Osteoporose, Arthrose, Diabetes, Herz-Kreislauferkrankungen, Nachlassen der Leistungen der auditiven und visuellen Sinnesorgane und Zunahme von Depressionen; aus den Kieferknochen sprießen Hightech-Titangewinde statt eigener Zähne, Kniegelenke und Hüftknochen weichen glatt poliertem Metallersatz, Kahlköpfe verstecken sich schamhaft unter schlecht angepassten Toupets und die Prostata erlaubt sich, ungefragt zu wuchern oder Krebszellen zu entwickeln.

Aus evolutionsbiologischer Sicht ist der männliche Erdenbürger spätestens ab 60 reif zum Abwracken. Aber keiner überlässt sich freiwillig der Abwrackpresse, sondern versucht mit größtmöglichem Aufwand den Zeitpunkt noch ein wenig hinauszuzögern.

Ich habe für mich daraus den Schluss gezogen, dass jedes zusätzliche Jahr ab 60 als Geschenk der Geschicke angesehen werden sollte. Eine Zugabe, die ich nicht einfordere, sondern dankbar annehme, wenn sie mir genehm oder ablehne, wenn sie nicht mit Lebensqualität verbunden ist. Und was ich darunter verstehe, definiere ich selbst und sonst niemand. Ich habe die Tatsache meiner Endlichkeit akzeptiert. Nicht nur mit dem Intellekt, sondern auch mit dem Bauch, der sich meist etwas länger gegen diese aufgezwungene und im Nichts endende Einbahnstraße sträubt.

Und diese Erkenntnis wird mir dabei helfen, mich mit dem einstweilen noch vor sich hin dösenden Prostatakarzinom einzurichten und am Tag X, wenn er seine Krallen in Form von Knochen- oder Lungenmetastasen ausstrecken sollte, die Schmerzbekämpfung aufzunehmen.

Juli 2004 – Neues aus Celle

Wer hat´s erfunden? Nein, diesmal war es kein Schweizer, sondern der deutsche Medizinerrebell Julius Hackethal. Er teilte den Prostatakrebs in zwei unterschiedliche Gruppen ein, den Haustier- und den Raubtierkrebs. Daran hat sich bis heute nichts geändert. Das Dumme daran ist nur, dass es bis heute nicht möglich ist, die eine oder andere Variante im Entstehungsstadium zu erkennen. Dies räumen selbst altgediente Urologen zähneknirschend ein. Da eine Zuordnung ausgeschlossen ist, praktizieren sie in dubio nicht das Abwarten, sondern den therapeutischen Eingriff. Auch Hackethal starb 1997 im Alter von 75 Jahren an einem metastasierenden Prostatakrebs. Begleitet von der süffisanten Häme seiner Kollegen, die sein Ableben mit der Nichtbehandlung seiner Erkrankung in Zusammenhang brachten.

Dieser Grenzgänger zwischen Schulmedizin und alternativen Behandlungsmethoden war bereit, für seine Überzeugung teuer zu bezahlen. Es kostete ihn fast Kopf und Kragen, als er 1963 dem Chef der Chirurgischen Klinik der Universität Erlangen-Nürnberg 138 Kunstfehler vorwarf. Alle Vorwürfe wurden vor Gericht entkräftet und Hackethal verlor seinen Job an dieser Klinik. Die Leser seines Buches „Auf Messers Schneide" bewunderten seinen Mut, sich als kleines Medizinerwürstchen mit einem Halbgott in Weiß anzulegen.

Der aufsässige Arzt forderte, jeden Kranken wie den besten Freund zu behandeln. Für ihn stand der Patient mit seinem Leiden im Vordergrund. Er spürte die Abneigung vieler Krebspatienten gegen die Apparatemedizin und deren Sehnsucht nach emotionaler Zuwendung. „Mitfühlen und nicht nur reparieren", lautete sein Slogan. Seine Empathie ging sogar so weit, dass er einer Patientin, deren Gesicht von einem unaufhaltsam fortschreitenden Krebsgeschwür grausam entstellt war, auf deren Wunsch Zyankali zur Verfügung stellte. Da die Beihilfe zum Suizid straffrei ist, konnte er der Frau diesen letzten Wunsch erfüllen, ohne mit der Justiz zu kollidieren. Das dadurch ausgelöste Medieninteresse änderte jedoch nichts an der grundsätzlichen Ablehnung des ärztlich assistierten Suizids durch die Bundesärztekammer. Glücklich die Mütter und Väter, die einen Sohn wie Julius Hackethal großgezogen haben und der ihnen in ihrer schwersten Stunde zur Seite steht. Denn er bekannte sich öffentlich dazu, seiner Mutter auf deren Bitte hin eine tödliche Spritze verabreicht zu haben.

Die aktive Sterbehilfe wurde jedoch den Patienten seiner Privatklinik am Chiemsee verwehrt. Im Gegenteil. Denn der als Chirurg ausgebildete Provokateur – er hatte vor seiner Zuwendung zu alternativen Krebstherapien die Bündelnagelung erfunden – weckte bei austherapierten und verzweifelten Patienten gelegentlich die ungerechtfertigte Hoffnung auf Heilung. Auch er war nicht gefeit vor der Gier nach dem Mammon.

In seinem Bestseller „Der Meineid des Hippokrates" schleudert er seinen Kollegen den Aufruf zur Selbstanalyse entgegen: „Jeder Arzt, unter Einschluss der wenigen besonders Begnadeten – zu denen ich mich bei weitem nicht rechne – hat am Ende seines Arztlebens mindestens vielen tausend Patienten ihr Krankheitsleid verstärkt und mindestens vielen hundert Patienten das Leben verkürzt. Er war also für eine große Zahl von Menschen nicht Retter und Helfer, sondern Töter und Verderber".

In besonderem Maße richteten sich seine Angriffe gegen Urologen. Er empfahl Männern, um diese Vertreter seiner Zunft einen großen Bogen zu machen.

Und diese Empfehlung hätte besser auch Herr B. aus Norddeutschland beherzigt. Aufgrund eines festgestellten PSA-Wertes von 5,2 ng/ml hatte er sich einer Biopsie unterzogen. Die Gewebsuntersuchung ergab die Diagnose: Hellzelliges Adenokarzinom der Prostata in hoher Differenzierung (Gleason Score 3 + 3 = 6). Diese Diagnose veranlasste den Urologen, ihm eine Prostataentfernung vorzuschlagen. Eine fatale Falschdiagnose. Denn die Gewebsuntersuchung der entnommenen Prostata wies keinen Krebs auf. Es handelte sich vielmehr um eine Entzündung der Vorsteherdrüse und um eine gutartige Wucherung. Der Geschädigte verklagte daraufhin den Chirurgen. Das ihm vom Oberlandesgericht Celle zugesprochene Schmerzensgeld wird die Trauer um den Verlust seiner Ejakulations- und Erektionsfähigkeit sowie seiner Harnkontinenz wohl nur unwesentlich gemildert haben.

Vermutlich ereilt das hässliche Schicksal von Herrn B. jährlich hunderte, möglicherweise tausende deutscher Männer. Mit dem Unterschied, dass die Leidensgenossen keine Ahnung haben von der Fehldiagnose, da sie der Medizinterminologie nicht mächtig sind und sie mit Fachbegriffen wie beispielsweise „adenomatöse Hyperplasie" (meist gutartige Gewebevergrößerung) rein gar nichts anfangen können. Sie fragen den Arzt auch nicht danach. Ihre Wissbegier beschränkt sich auf: „Herr Doktor, ist das gefährlich?" Wenn diese Patienten dann noch zu der langsam aussterbenden Patientenspezies gehören, die ihrem Arzt ein Urvertrauen entgegenbringen, ohne Diagnose- bzw. Therapiedetails zu hinterfragen, so ist ihr Schicksal besiegelt. Wählen dürfen sie dann nur noch zwischen Pest und Cholera, sprich Prostataentfernung und/oder Bestrahlungen.

Es ist davon auszugehen, dass die Diagnose Krebs die meisten Patienten in bleierne Antriebslosigkeit versinken lässt und sie sich willenlos zur Schlachtbank führen lassen. Die entsetzliche Angst, vorzeitig sterben zu müssen – auch für einen Hundertjährigen, wenn er 105 Lebensjahre anpeilt, kommt der Tod ungelegen – mündet in hektischem Aktionismus. Nach jedem noch so zerbrechlichen Strohhalm wird gegriffen, um das Unheil eines zu frühen Exitus abzuwenden. Nichtstun, bedächtig die Arme ineinander zu verschränken und erst einmal abzuwarten, scheint undenkbar.

Wann wird der Hausarzt meinen eigenen Exitus in das dafür vorgesehene Formblatt eintragen? In 15 Jahren oder schon im nächsten Jahr? Da er zum Greifen nahe scheint, sind Steffi und ich dazu übergegangen, angenehme Dinge nicht mehr auf die lange Bank zu schieben, sondern sie möglichst sofort oder wenigstens baldigst zu genießen. Nachdem meine PSA-Werte im Juli auf 6,8 gestiegen waren, der Urologe seine anfängliche Panik abgelegt und mich mit einem freundlichen „Herr Hock, wir sehen uns dann in einem halben Jahr wieder!", verabschiedet hatte, erwartete Steffi und mich eine Abenteuerreise nach Mexiko.

„Mañana ya se arreglará" – Bis morgen kommt es schon wieder in Ordnung. Diese sprichwörtliche Gelassenheit der Mexikaner scheint uns schwäbisch geprägten Gringos dann doch eine Nummer zu groß. Vor allem, wenn man Mexiko auf eigene Faust mit einheimischen Verkehrsmitteln bereist. Kommt der Bus heute oder kommt er vielleicht *mañana* oder *pasado mañana*?

Und wenn er fährt, dann in atemberaubendem Tempo. In den Kurven hilft es auch nicht, wenn man versucht, mit den Füßen das Gewicht nach außen zu balancieren, um einem möglichen Umkippen des Fahrzeugs entgegen zu steuern. Je baufälliger und wackeliger der Bus, desto häufiger finden sich im Inneren kitschige Heiligenbildchen und beleuchtete Muttergottesstatuen. Ist er besonders schäbig, dann hat der Busfahrer auch den Kopf der Gangschaltung ausgewechselt durch eine Kugel, in der eine Christusfigur in allen Regenbogenfarben schillert.

Es gibt dem Fahrgast ein überwältigendes Gefühl der Sicherheit, unter dem Schutz von so vielen Heiligen gefahren zu werden, anstatt sich auf so profane Dinge wie gut gewartete Bremsen verlassen zu müssen. Vielleicht vertraute auch die alte Mestizin mit unzähligen Zahnlücken und einer Haut, gefältelt wie ein Plisseerock, mehr himmlischen Kräften als der Technik des 21. Jahrhunderts. Als sie heftig schnaufend vor uns in den Bus einstieg, der uns durch tropischen Urwald zu den prächtigen Relikten der Maya-

Tempel in Palenque bringen sollte, bekreuzigte sie sich mindestens dreimal.

Nachdem während dieser Reise Montezumas Rache Steffi und mich in gleichem Maße heimsuchte, verwarf ich aufkeimende Gedanken an eine mögliche Darmkomplikation infolge des Krebses. Meine Frau verzieh mir großzügig mein Frohlocken über ihren Durchfall, gab er mir doch das gute Gefühl, dass sich mein Karzinom offensichtlich immer noch schlafend stellte. Erleichtertes Durchatmen und nur für uns beide hörbar: das Plumpsen der Steine, die von unseren Herzen bis in die unergründlichen Tiefen des Ozeans vor Veracruz fielen. Sie machten einem pulsierenden überschäumenden Lebensgefühl Platz, das uns zuraunte: „Noch nicht, noch nicht! Vielleicht bist du dran mañana, aber heute noch nicht!"

Vermutlich verursachte der höllisch scharfe Bohneneintopf, den wir am Abend zuvor in einem kleinen Restaurant gegessen hatten, die ungewöhnliche intestinale Durchschlagskraft.

Unmengen von Coca-Cola lehrten Montezuma das Fürchten und beendeten das häufige Aufsuchen von meist nicht sehr sauberen Toiletten. Mit der erleichterten Gewissheit, dass der Haustierkrebs noch nicht zum Raubtier mutiert war, bestiegen wir in Mexiko-City wieder das Flugzeug.

November 2005 – Onkel Artur

„Näher mein Gott zu dir", sang die Sopranistin während der Trauerfeier mit schriller Stimme, begleitet von den satten Tönen der Orgelpfeifen. Ich blickte zu Tante Emmy hin. Sie saß in der ersten Bankreihe der Kapelle, trug einen schwarzen ausladenden Hut mit breiter Krempe und schluchzte herzzerreißend. Nachdem sowohl die Sängerin als auch die Orgel verstummt waren, hielt der Geistliche einen Rückblick auf das Leben des Mannes, der im Eichensarg, flankiert von Kränzen aus gelben Rosen und weißen Lilien, vor uns lag: Onkel Artur.

Als die Trauergemeinde sich auf den Weg zum äußersten Ende des Friedhofs machte, gesellte sich Helmut zu mir. Mein Cousin. Seit er mich einmal bei meinem Vater verpfiffen hatte, hegte ich ihm gegenüber eine ebenso herzliche wie nachhaltige Abneigung, die er jedoch mit ebenso gründlicher Penetranz ignorierte. Er steckte in einem schwarzen Anzug mit zu langen Hosenbeinen. Darüber trug er einen anthrazitfarbenen Parka, den er sich mit klammen Fingern zuknöpfte. Die Temperaturen lagen nur wenig über Null. Der Winterhimmel war eisgrau und ließ die meisten hinter dem Sarg einher trottenden Trauergäste frösteln und an ihren dunkelfarbigen Schals nesteln.

Helmut hatte mich sofort beim Eintritt in die Kapelle ausgespäht. Nun fuhr er sich in heimlicher Vorfreude, dass er ein Opfer für seine Geschwätzigkeit gefunden hatte, durch sein volles schwarzes Haar, in das sich noch kein einziges graues Haar eingeschlichen hatte.

„Du weißt wahrscheinlich nicht, dass Onkel Artur Prostatakrebs hatte."

Ich schüttelte verneinend den Kopf.

„Tante Emmy hat es mir vor einem Jahr erzählt, unter dem Siegel der Verschwiegenheit, als ich bei ihr den Rasen mähte."

Ich selbst hatte meinen Onkel seit drei Jahren nicht mehr gesehen.

„Ist er denn am Prostatakrebs gestorben?", fragte ich überrascht. Die gesamte Sippschaft wusste, dass Onkel Artur an einer Herzinsuffizienz litt und schon zehn Jahre zuvor einen Bypass erhalten hatte.

Helmut schüttelte den Kopf. „Nee, er lag eines Morgens tot im Bett. Herzinfarkt. Ein schöner Tod", sagte er seufzend und blickte in den grauen Novemberhimmel. „Ein schöner Tod", wiederholte er nochmals, „und das mit 89. So wünsch ich mir das auch einmal".

Er plapperte und plapperte und tänzelte neben mir an mit roten und weißen Calluna vulgaris bepflanzten Gräbern entlang. Wenn du wüsstest, dachte ich leicht genervt, welches Geheimnis ich mit mir herumtrage. Nur werde ich es dir nicht offenbaren.

Helmut erzählte mir von seinen Leberproblemen, dass er das Rauchen aufgegeben und nur noch bei besonderen Anlässen Alkohol trank. „Weißt du noch, wie besoffen wir nach der Abi-Fete waren", kicherte er. Plötzlich hielt er inne, so als ob ihm auf einmal einfiele, dass diese Erinnerung doch etwas unpassend sei für die Beerdigung von Onkel Artur.

Mittlerweile waren wir an der rechteckigen tiefen Grube angekommen. Die Pietät erforderte es, dass Helmut in dieser letzten Phase der Beisetzung die Klappe hielt und den mitfühlenden Worten des Geistlichen lauschte. Beim obligatorischen Vorbeiflanieren an den Angehörigen, begleitet von einem mit betretener Miene ausgestoßenen „Herzliches Beileid", lud mich Tante Emmy zum gemeinsamen Mittagessen ein. „Ruudy, du kommst doch auch nachher in die „Alte Kelter"?

Mir fiel das Herz in die Hose bei der Vorstellung, dass Helmut mich zwischen deftigem Schweinebraten und Vanilleeis mit heißen Himbeeren die nächsten zwei Stunden volllabern würde. Aber ich hatte auf die Schnelle keine passende Ausrede zur Hand, und so sagte ich zu.

Helmut ließ sich noch ein Viertel Trollinger nachschenken. Offensichtlich gehörte der „Leichenschmaus" zu den besonderen Veranstaltungen, bei denen er seine Alkoholabstinenz lockerte.

„Wusstest du, dass ich im Tennis noch nie gegen Onkel Artur gewonnen habe?" Ich verneinte.

„Was machen deine Kinder?", wollte er dann wissen. „Sie sind in alle Winde verweht. Hannah arbeitet in Neuseeland als Biologin und Maik hat es in der IT-Branche in die Vereinigten Staaten verschlagen."

„Die Verwandtschaft wird dir wahrscheinlich getrommelt haben, dass ich mich letztes Jahr zum zweiten Mal habe scheiden lassen . Und ich bin Gott dankbar, dass ich keine Brut aufziehen musste", sagte er lachend und nahm einen kräftigen Zug aus seinem Glas.

Inzwischen widmeten wir uns dem angekündigten Vanilleeis mit heißen Himbeeren.

„Schmeckt gut", sagte ich und ließ noch mehr von der dampfenden Pampe auf die gelbe Kugel hinuntertröpfeln. „Von dem Zeug kann ich nie genug kriegen."

„Ich auch nicht", sagte Helmut, als er mir das Kännchen geradezu aus der Hand riss, um sich die doppelte Portion, die ich mir genehmigt hatte, über sein Eis zu gießen. „Wusstest du übrigens, dass auch Hunde Prostatakrebs kriegen können?"

„Nein, davon habe ich noch nie gehört", räumte ich meine Wissenslücke ein.

„Viel öfter plagen sie sich allerdings mit einer gutartigen Prostatavergrößerung herum. Na, ja, Hunde sind schließlich auch nur Menschen!", sagte er und kicherte über seine Bemerkung, die er offensichtlich umwerfend komisch fand.

Während der rückfällige Abstinenzler sich nochmals Trollinger in sein Glas einschenkte, meinte er: „Hättest du nicht Lust, an unserem monatlichen Stammtisch mitzumachen?" Die Frage kam sehr überraschend, denn eigentlich müsste er sich daran erinnern, dass ich schon während unserer Studentenzeit um solche Zusammenkünfte einen großen Bogen machte. Dabei hätte meine Frau absolut nichts dagegen, wenn ich öfter von zu Hause abwesend wäre. Im Gegenteil. Nach meiner Pensionierung fing sie an zu stöhnen, dass ich ihr dauernd auf der Pelle sitze. Erst als ich begann, regelmäßig im Fitnessstudio meine Muskeln zu trainieren, atmete sie auf. Nicht weil der Umfang meines Bizeps zunahm, sondern dass sie nun wenigstens zwei bis drei Mal pro Woche die absolute Ruhe des Hauses genießen konnte, ohne dass ich dauernd durch das Wohnzimmer stapfte.

„Nimm mir´s nicht übel, Helmut, aber ich habe einfach keine Zeit dazu", wimmelte ich sein Angebot ab. „Ich beschäftige mich mit keltischen Grabhügeln in der Region und habe die Absicht, eine Abhandlung darüber zu schreiben. Und da sitze ich abends meistens über Recherchen zu diesem Thema."

„War ja nur ein Vorschlag", meinte Helmut etwas enttäuscht, als wir uns kurz darauf verabschiedeten. Vor der Türe des Gasthauses erwartete uns dichtes Schneetreiben, das sich wie ein durchlässiger weißer Punktevorhang über den zuvor grauen Himmel geschoben hatte. Mit hochgeschlagenen Jackettkrägen eilten wir in entgegengesetzter Richtung unseren Fahrzeugen zu.

Als die wohlige Wärme der Sitzheizung langsam aber stetig mein Rückgrat hinaufkroch, stand ich bereits an der ersten roten Ampel. Während ich auf Grün wartete, brabbelte ich entschlossen vor mich hin: „Onkel Artur, wart´s nur ab! Ich mach´s dir nach. Die Aussichten stehen nicht schlecht, dass ich ebenso alt werde wie du. Trotz des Krebses." Während ich den Gang einlegte, da die Ampel inzwischen auf Grün gesprungen war, korrigierte ich mich: „Nicht trotz, sondern mit dem Prostatakrebs."

Einige Tage später saß ich in einem Behandlungszimmer des Urologen, in dem mir zuvor noch niemals Blut abgenommen wurde. Hier zog sich der Text aus der „Kleine Prinz" vom oberen Drittel der linken Wand über die Decke bis fast zum Boden der angrenzenden rechten Wand. Inzwischen wusste ich, dass sich der Urologe bei St. Exupéry bedient hatte. Eigentlich, dachte ich, eigneten sich diese Auszüge eher für die Räume einer orthopädischen Praxis. Um sie zu lesen, sind die Patienten gezwungen, die unglaublichsten Positionen einzunehmen. Sollten sie sich dabei etwas ausrenken, dann können sie sofort die Dienste des Fachmanns in Anspruch nehmen, der die Gelenke wieder ins Lot bringt.

Um den Satz an der Zimmerdecke entziffern zu können, legte ich mich mit dem Rücken auf den Boden und starrte nach oben. „Er hielt den kleinen Fisch auf beiden Händen vor sein Gesicht", las ich. Warum greift der Praxisbesitzer nicht auf die salbungsvollen Worte von St. Exupéry zurück: „Man sieht nur mit dem Herzen gut. Das Wesentliche ist für die Augen unsichtbar", die auf jeder dritten Todesanzeige zu finden sind?, fragte ich mich verwundert.

Als ich im Begriff war, mich mühsam aus der Rückenlage in die Vertikale aufzurappeln, trat die Sprechstundenhilfe mit einer Kanüle und einem Schlauch zum Abbinden des Arms ein. „Was machen Sie denn da auf dem Boden?", rief sie verdutzt.

„Wenn Ihr Chef schon so niederträchtig ist, klassische Literatur an der Zimmerdecke anzubringen, könnten Sie wenigstens eine Matratze bereitstellen, auf die man sich legen kann, um nach oben zu gucken", lästerte ich augenzwinkernd und streckte ihr meinen rechten Arm hin.

Bei meinem Anruf in der darauffolgenden Woche erhielt ich die Nachricht, dass mein PSA-Wert nur geringfügig gestiegen war und 6,9 Punkte anzeigte.

Keinerlei Anlass zur Besorgnis. Oder doch? Welche Antwort würde mir Gott geben, wenn ich, schmerzgepeinigt von Metastasen, ihm wütend die Frage entgegenschleuderte: „Warum gerade ich?"

Da ich geradezu davon besessen bin, auf alle erdenkbaren Eventualitäten vorbereitet zu sein, legte ich dem Allmächtigen für mich maßgeschneiderte philosophische Erklärungen in den Mund:

„Bedauerlicherweise war es mir nicht möglich", würde er mich aufklären, „Euch die Erkenntnis einzuhauchen, sich mit allen kosmischen Strukturen, ob es sich nun um Galaxienansammlungen oder biologische Systeme handelt, eins zu fühlen und zu akzeptieren, dass sie sich jederzeit wieder auflösen können, um wieder neue, andersgeartete Formen zu bilden.

Hätte ich das getan, dann wäre Eure Spezies schon vor langer Zeit aus dem Evolutionsroulette verschwunden, weil sie die Mitarbeit an ihrer Reproduktion verweigert hätte. Nur das latent wabernde Gefühl, unsterblich zu sein, verleiht Euch den zähen Willen, gegen jegliche Unbill bis zum bitteren Ende zu kämpfen. Ich musste Euch mit einem egoistischen Gen und blindem Überlebenswillen ausstatten, nicht anders als jede andere Spezies auch.

Und dann setzt er noch eins drauf: Du dienst dem Ganzen, nicht anders als Millionen von Arten, die ich schon geschaffen habe und die bereits ausgestorben sind. Nicht anders als die Heidelibelle an Deinem Teich, die im Sommer mit einer unheilvollen Flügelmutation aus ihrer Larve schlüpft. Sie wird vergeblich versuchen, ihre Flügel auszubreiten und davon zu fliegen. Nach mehreren Tagen wird sie entkräftet vom Grashalm, den sie verzweifelt umklammert hält, in den Teich hinabgleiten. Auch sie klagt mich an, genauso wie du: Warum gerade ich?

Vielleicht dient dir das Gleichnis vom Weinberg, Matthäus, 20,1-14 als Trost, wenn du mit deinem Schicksal haderst, weil Metastasen sich ungefragt durch deinen Körper wühlen: Tagelöhner schuften im Weinberg eines Winzers. Mehrere Arbeiter placken sich bei sengender Hitze elf Stunden lang ab, einige einen halben Tag und ein paar Glückliche nur eine knappe Stunde. Jeder erhält für seine Arbeit denselben Lohn. Einen einzigen Groschen. Der wütende Aufschrei der Langzeitbeschäftigten bleibt nicht lange aus. Euer Gerechtigkeitsempfinden läuft bei diesem Gleichnis Amok.

Dieses aufwühlende Gleichnis hat sich Matthäus vor fast 2000 Jahren ausgedacht für die Erkenntnis: Menschen haben weder einen Anspruch auf ein Mindestalter von 90 Jahren, noch auf immerwährend Glücksgefühle, noch auf prächtige Gesundheit. Den Stoff, die Zufälligkeiten und die Regeln, die ich für alle Lebewesen geschaffen habe, kann ich nun mal nicht mehr ändern.

Erst in der letzten Tagen Eures Lebens, wenn die Sinne sich eintrüben und ihr dabei seid, in den Urozean des Seins hinüberzuleiten, fällt es einigen von Euch wie Schuppen von den Augen. Sie sehen plötzlich hinter den Vorhang der erdgebundenen Blindheit und begreifen: Wir dienen dem Ganzen."

Ob sich mein Cousin Helmut wohl schon Gedanken darüber gemacht hat, dass aus der kosmischen Perspektive unsere Spezies nur eine von Millionen unterschiedlicher Arten darstellt, mit Trillionen von Individuen, die jederzeit, schon vom ersten Tag unserer Existenz an damit rechnen müssen, ersetzt zu werden, um Platz zu machen für Billionen neuer Geschöpfe?

Es wird sein Geheimnis bleiben, weil ich ihn nicht danach fragen werde.

Außerdem eignen sich philosophische Betrachtungen dieser Art nun mal nicht als Stammtischgespräche.

Dezember 2006 – Alarmstufe 1

„Welches Hemd sieht denn nun am wenigstens zerknittert aus?",
murmelte ich vor mich hin, während ich unentschlossen vor dem
geöffneten Kleiderschrank an taubenblauen, hellbeigen und weißen
Hemden mit leichtem Grauschleier herumzupfte. Ich entschied mich
für ein hellblaues mit dezenten grauen Streifen, da es am ehesten
glatt wirkte. Kombiniert mit einer schwarzen Fliege würde ich einen
passablen Eindruck bei den übrigen Besuchern einer Flennoper hin-
terlassen.

So nannte Steffi die großen Opern von Puccini und Verdi, bei denen
sie ihre gesamte Energie bündelte, um die Spuren tiefster Emotio-
nen zu verwischen. Wenn Rodolfo anhob zu schmettern „Che geli-
da manina" oder die Sopranistin mich mit einem gellenden „Un bel
dì, vedremo" vom Einschlummern abhielt, dann kämpfte Steffi verzweifelt mit den Tränen. Sie hasste es, in aller Öffentlichkeit
Gefühlen freien Lauf zu lassen. Was mich absolut kalt ließ, führte
bei ihr zu häufigem verhaltenen Naseschneuzen und verstohlenem
Reiben der Augen, so als ob dies rein zufällig geschähe, ohne jeg-
lichen Bezug zu den dramatischen Vorgängen auf der Bühne.

Da sie äußerst selten eine Handtasche bei sich trug, konnte es
durchaus vorkommen, dass sie vergessen hatte, ein Taschentuch
einzustecken. Dann verirrte sich ihre Hand in meine Jackentasche,
um ein zwar sauberes, jedoch zerknäueltes Stecktuch herauszuho-
len.

Ich betrachtete mich prüfend vor dem Spiegel. Die nur leicht zerknitterte Hemdbrust wurde zum größten Teil von meinem Jackett
aus feinem Tuch verdeckt, die Fliege saß etwas schief, außerdem
drückten die Schuhe, die ich nur im Theater trug. Ich zupfte vor
dem Spiegel die Fliege zurecht und betrachtete interessiert meine

Schlupflider und bauchigen Tränensäcke. Die Stirn hatte sich in den letzten Jahren großflächig nach hinten ausgedehnt. Und mit dem angedeuteten Grübchen in der Kinnmitte hatte ich mich schon während meiner Studentenzeit angefreundet.

Wenig später grabschte Rodolfo das Händchen von Mimi, um verdutzt festzustellen, dass es sich eiskalt anfühlte. Während Steffi sich dieses Mal als Selbstversorgerin in Sachen Taschentuch präsentierte, freute ich mich auf das Konzertprogramm im darauf folgenden Monat. Denn dann stand Swing und Jazz auf der Agenda. Obwohl zu meiner genetischen Ausstattung nicht nur zwei linke Hände sondern auch zwei linke Füße gehören und ich – zum Leidwesen von Steffi – nicht tanzen kann, schien dieser Rhythmus meine Füße zu entzücken, denn sie stampften, schlenkerten und wippten dabei unentwegt im Takt. Während Flennopern die Tränendrüsen meiner Frau zu vermehrter Sekretion anregen, stimuliert der Swingsound den Bewegungsdrang meiner Beine.

Meine Neigung, bei Opern während akustisch zurückhaltender Phasen einzuschlafen, kam bei diesem Theaterbesuch allerdings nicht zum Tragen. Noch während Mimi sich mit einer furiosen Arie zum Sterben begab, spürte ich ein ungewohntes Rumoren in meinen Eingeweiden. Zu Hause schmeckte der Trollinger nicht, und das mit einem Salatblatt garnierte Käsebrot würgte ich geradezu mit Widerwillen herunter.

Am Einschlafen hinderten mich wenig später scheußliche Magen-Darmkrämpfe. Noch nie zuvor hatten derartig brachiale Konvulsionen in meinem Bauch gewütet. Sie schienen wie in einem Fahrstuhl herauf- und hinunterzufahren. Ich schleppte mich immer wieder ins Bad. Nachdem ich – sobald ich wieder im Bett lag – stets das unangenehme Gefühl hatte, den Stuhl nicht halten zu können, quälte ich mich hinab in den Keller. Bei der letzten Aufräumaktion hatte ich dort im grünen Seitenschränkchen rechts neben dem vergitterten Fenster Einlagen vorgefunden aus Steffis reproduktiver Phase.

Sie gaben mir jetzt wenigstens die Sicherheit, nicht in mein Bett-
zeug zu defäkieren.

Als mich Steffi am nächsten Morgen wie sonst mit einem zärtlichen
Nasenstüber weckte, wunderte sie sich, dass neben meinem Bett
Binden herumlagen. Noch mehr wunderte sie sich über mein gran-
tiges Knurren: „Lass mich in Ruhe, ich bleibe heute im Bett."

Als hätte jemand einen Schalter umgelegt, wich ihre morgendliche
Unbeschwertheit einer klammen Ängstlichkeit. Das was sie an
Erklärungen aus mir im Laufe des Tages herauspresste, erschreckte
sie. Nachmittags begann ich zu schwitzen, fühlte mich hundeelend
und verweigerte jegliche Nahrungsaufnahme. Das Fieberthermome-
ter stieg auf 39,5 Grad.

Im Gegensatz zu der Durchfallerkrankung in Mexiko, an der sich
Steffi liebenswürdigerweise beteiligt und damit Manifestationen
von Tochtergeschwülsten ausgeschlossen hatte, erfreute sie sich
dieses Mal bester Gesundheit. Wenn sie doch nur ein klein wenig
Durchfall gehabt hätte! Nur ein klitzekleines bisschen. Dies beun-
ruhigte mich und ließ am zweiten Tag nur einen einzigen uner-
freulichen Schluss zu: Metastasen. Das Karzinom war von der
Prostata zum Darm hinübergekrochen. Der verhängnisvolle Beginn
vom Ende.

Trotz Steffis übergroßer Sorge um meinen Gesundheitszustand ließ
sie wütend Dampf ab: „Wenn ich mich erkundige wie es dir geht,
knurrst du mich jedes Mal ungehalten an. Ich will aber eine Antwort, damit ich etwas für dich tun kann."

Und genau das hasste ich wie die Pest: Betütert und alle fünf Minuten gefragt zu werden: „Schatz, brauchst du etwas?"

Wenn ich mich dazu verleiten ließ zuzugeben: „Mir geht es beschis-
sen!", dann trumpfte sie auf: „Siehst du, es geht doch."

Da die Bauchkrämpfe nach wie vor mit voller Wucht durch meine
Gedärme stampften, war ich mir am dritten Tag ganz sicher: Nun
wartet ein grausliches Siechtum auf mich.

Ich rollte mich kraftlos in meine Bettdecke und überließ mich ergeben dem was kommen würde. Adieu Gesundheit, adieu Wohlbefinden, adieu Fitness. In diesem nicht ohne Pathos zelebrierten Abschied von ehemals gesunden Tagen versteckte sich jedoch eine trotzige Entschlossenheit: Bevor ich in die ewigen Jagdgründe eingehe, werde ich jeden Tag mindestens sieben Pfeifen rauchen und – sofern diese verdammten Krämpfe in meinen Eingeweiden je aufhören sollten – meinen täglichen Trollingerkonsum auf wenigstens einen halben Liter steigern. Ein seit tausenden von Jahren erprobtes Dopingmittel.

Am Ende des dritten Tages erbat Steffi für mich einen dringenden Arzttermin. Nachdem sich mein Gesundheitszustand zwar nicht verbessert aber auch nicht verschlechtert hatte, erhielt ich erst nach vier weiteren Tagen einen Konsultationstermin. Als ich noch etwas kraftlos und um einige Kilo Körpergewicht leichter dem Urologen gegenübersaß, attestierte er mir eine handfeste Magen-Darm-Grippe, die mich offensichtlich etwas heftiger geplagt hatte. Bei dieser Gelegenheit zapfte er mir gleich Blut ab für die nächste PSA-Bestimmung.

Ich wartete noch weitere zwei Tage, um mit Steffi das wundervolle Gefühl des Neugeborenwerdens und den Aufschub vom Antritt meiner letzten Reise zu feiern. Schließlich mussten sich meine Intestina erst wieder von Bouillon auf normale Kost umstellen. Die Götter schienen uns zu verwöhnen und wir nahmen dieses Geschenk dankbar an, indem ich eine sündhaft teure Flasche Châteauneuf-du-Pape entkorkte. Zudem war mein PSA seit der letzten Blutabnahme nur geringfügig auf inzwischen 7,75 gestiegen. Eine weitere Bestätigung, dass Zeus & Co. sich uns gewogen zeigten.

Wie alle guten deutschen Staatsbürger pflegen wir intensiven Kommunikationsaustausch mit Bekannten und der lieben Verwandtschaft vorwiegend kurz vor Weihnachten. Romantische Weihnachtskarten mit entweder einem freundlich lächelnden Schneemann drauf oder im Schnee versinkenden Kirchlein sind inzwischen am Fließband geschriebenen E-Mails gewichen, in denen mit kargen Worten des Weihnachtsfestes gedacht wird. Nur die Generation 75plus klebt noch eigensinnig an Traditionen wie der telefonischen Übermittlung von guten Wünschen für das Neue Jahr oder dem Versand von Karten, auf denen mit Goldkugeln überladene Christbäume prangen.

Onkel Hinrich aus Dresden gehört zu der Gruppe der hartnäckigen Telefonierer. Vor den diesjährigen Festtagen rief er jedoch nicht selbst an, sondern Tante Hilda. Obwohl er nur 13 Jahre älter ist als ich – schon seit längerem spricht er davon, dass er nächstes Jahr mit Mordsgetöse seinen 80. Geburtstag feiern will – betrachtete ich ihn stets als nicht zu meiner Generation gehörend. Das mag wohl auch daher rühren, dass ich als Dreizehnjähriger bei dem damals schon sehr erfolgreichen Viehhändler in Hamburg meine Ferien verbringen durfte. Erst fünf Jahre nach der Wende zog er von der Waterkant in die sächsische Metropole. Der Liebe wegen. Nachdem seine erste Frau gestorben war, hatte ihm die gutmütige, redselige und zum Rundlichsein neigende Sächsin den Kopf verdreht. Vielleicht waren es ja auch nur ihre einzigartigen Klopse mit Rindsrouladen, die in seinen Gedärmen Schmetterlinge herum flattern ließen.

Als sie anrief, verriet nichts in ihrer Stimme die große Sorge, die sie umtrieb.

„Onkel Hinrich möchte nicht, dass ich es der ganzen Verwandtschaft erzähle", begann sie ohne Umschweife.

„Was dürfen wir denn nicht wissen?", fragte ich neugierig.

Sie begann nun doch etwas herumzudrucksen. Vermutlich plagte sie ein schlechtes Gewissen, hinter Onkel Hinrichs Rücken Dinge auszuplaudern, von denen er meinte, dass sie die Neffen, Nichten und sonstigen Familienmitglieder nichts angingen.

„Dein Onkel hat Prostatakrebs", stieß sie dann hervor. Vermutlich erwartete sie, dass ich vor Schreck den Hörer aus der Hand fallen ließe.

„Ja, weißt du, in seinem Alter ist das nicht mehr so schlimm", hörte ich mich beschwichtigend sagen.

„Das sagst du", fauchte sie entnervt. „Aber ich denke anders darüber."

„Und, was meinst du denn dazu?"

„Er kann doch nicht einfach so tun, als ob nichts wäre. Was ist, wenn der Krebs weiter wächst? Er sollte sich das verdammte Ding herausschneiden lassen."

„Hat er denn Beschwerden?"

„Nein, das ist es ja gerade. Er fühlt sich prächtig und redet dauernd von dem großen Fest nächstes Jahr. Stell dir vor, er will eine Pferdekutschenfahrt für alle Geburtstagsgäste buchen!"

„Und was sagt sein Arzt zu der Diagnose?"

„Der sagt genau dasselbe wie du. Mit fast achtzig müsse man nicht unbedingt mehr operieren oder bestrahlen. Er könne mit dem Krebs noch hundert werden. Und Onkel Hinrich ist sofort darauf angesprungen. Dem Krebs schlag ich ein Schnippchen, hat er gelästert. Ich lass doch auf meine alten Tage nicht mehr an mir herumfummeln."

„Recht hat er!", bestätigte ich Onkel Hinrichs Lebenslust.

„Aber ich mach mir solch große Sorgen. Vielleicht sollte ich doch selbst mal dem Urologen auf die Füße treten, damit er ihn zu einer Therapie überredet."

„Um Himmels Willen, Tanta Hilda", stöhnte ich. „Ich flehe dich an, misch dich da nicht ein. Lass deinem Mann seinen Willen und fang nicht an, ihn zu verunsichern. Du wirst sehen, dass der Rest der Verwandtschaft, die du unter dem Siegel der Verschwiegenheit in seine Krankheit einweihen wirst, ins gleiche Horn stoßen wird wie ich."

„Ich werde es mir nochmals überlegen", räumte Tante Hilda etwas kleinlaut ein.

„Sag Onkel Hinrich, dass Steffi und ich uns riesig freuen, im nächsten Jahr mit viel Dampf und Freudentaumel seinen Geburtstag zu feiern, und die Pferdekutschenfahrt können wir kaum erwarten."

„In meiner Sippschaft scheint ein Virus zu grassieren", sagte ich zu Steffi, nachdem ich den Hörer aufgelegt hatte.

„Was denn für eines?"

„Das Virus der Geheimniskrämerei. Alle haben sie Prostatakrebs und alle legen sich oder ihren Gattinnen einen Maulkorb an, mich eingeschlossen."

„Ja", lachte Steffi, „und du bist am allerschlimmsten. Nicht mal unsere Kinder durften davon erfahren."

Juni 2007 – Der Therapieverweigerer

„Du bist zeitlebens für das verantwortlich, was du dir vertraut gemacht hast!" Ein dutzend Mal hatte ich diesen Text wohl schon im Wartezimmer des Urologen gelesen. Die Schriftzeichen erstreckten sich, bequem lesbar in Augenhöhe, über drei Wände. „Es ist wirklich ein Jammer", bemerkte ich zu der jungen Frau mir gegenüber, „dass Herr St. Exupéry nicht selbst von der immensen Ausdruckskraft seiner Worte profitierte. Meine Frau erzählte mir einmal, dass er häufig unter Depressionen litt."

„Ja, ich weiß", sagte sie und schlug ihre langen schlanken Beine übereinander. „Ich habe kürzlich eine Biografie über ihn gelesen". Obgleich sie schon etwa 45 Jahre alt sein dürfte, stufte ich sie als junge Frau ein. Alles eine Frage der Relation. Als 20-Jähriger hätte ich sie für eine ältere Dame gehalten. Sie lächelte mich an. Dabei zeigte sie ihre ungewöhnlich ebenmäßig geformten Zähne. Genau das richtige Gebiss für Zahnpastareklame, schoss es mir durch den Kopf. Es ließ ihre etwas zu groß geratene Nase und die buschigen schwarzen Augenbrauen, die ihren blassen Teint noch fahler erschienen ließen, in den Hintergrund treten. Sie trug ein fliederfarbenes eng anliegendes T-Shirt und ein Amulett um den Hals.

Ich hatte die Frau schon mehr als einmal im Wartezimmer angetroffen, niemals saßen wir jedoch alleine auf den an zwei Wänden entlang aufgestellten Stühlen. Ihr bezauberndes Lächeln verschwand für einen kurzen Augenblick, als ob jemand es mit einem Schalter aus- und dann wieder angeknipst hätte.

„Was haben wir heute für ein Glück, nur Sie und ich, da wird die Wartezeit in diesem „Kleinen-Prinzen-Laden" recht kurz ausfallen", ermunterte ich sie zum Reden.

Sie strich ein paar imaginäre Falten ihres kurzen Rockes glatt und blickte mich dann wohlwollend an. „Ich glaub, ich bin noch vor Ihnen dran. Aber bei mir geht es heute ganz schnell. Nur Blutdruckmessen und ein kurzes Gespräch mit dem Doc." Sie lehnte sich entspannt zurück und faltete die Hände in ihrem Schoß. „Ich habe meinen Blasenkrebs vor fünf Jahren besiegt. Glauben Sie mir, das war wie Weihnachten, Ostern und Pfingsten zusammen."

Während ich noch dabei war, nach Worten zu suchen, um mich mit ihr über ihren Triumph zu freuen, öffnete sich die Tür des Ordinationszimmers. Meine Lieblingssprechstundenhilfe – sie füllte fast die gesamte Öffnung des Türrahmens aus – rief: „Herr Hock, wenn Sie bitte zum Blutabnehmen kommen!"

Damit konnte ich mich auf ein knappes „Es ist wirklich toll, dass das bei Ihnen geklappt hat", gegenüber der jungen Frau beschränken. Während ich mich folgsam von meinem Stuhl erhob, begann ich bereits am Manschettenknopf zu nesteln, um meinen rechten Unterarm frei zu legen.

Als ich mich wenig später auf mein Fahrrad schwang und unter einer Nussbaumallee entlangfuhr, die selbst die hartnäckigsten Sonnenstrahlen schluckte, drängte sich das hübsche Gesicht der jungen Frau im Wartezimmer wieder in mein Bewusstsein. Und das Happy End ihrer Geschichte. Nicht immer zieht der Krebs den Kürzeren. Mir fiel Peter Noll ein. Noch niemals – außer mit Steffi – hatte ich einem Menschen gegenüber eine solche Affinität verspürt. Posthum, denn er war schon einige Jahre tot, als ich sein Buch „Diktate über Sterben und Tod" las. Während ich die schattige Allee hinter mir ließ, um in der Innenstadt noch zart schmelzende Trüffelkugeln zu besorgen, nahm ich mir vor, zu Hause das Buch des renommierten Strafrechtlers wieder einmal aus dem Regal zu ziehen.

Bald nach der Diagnose, dass ich an einem Prostatakarzinom erkrankt war, ließ Steffi nicht locker, mich zum Lesen seiner Aufzeichnungen zu animieren. Ich suchte nach allerlei Ausflüchten, um mich davor zu drücken. Aber Widerstand schien zwecklos. Sie siegte über meine hartnäckig gepflegte Abneigung, außer der Tageszeitung und Computerfachzeitschriften irgendeine sonstwie geartete Literatur in die Hand zu nehmen. Der unentrinnbare, ja sadistische Zwang der zuständigen Kultusbehörde, Goethes „Faust" und Schillers „Johanna von Orleans" zur Abiturvorbereitung sezieren zu müssen, stellte die Weichen für eine lebenslange Aversion gegenüber dem gedruckten Wort. Eine kurze Auszeit von dieser Animosität nahm ich mir während meiner Sinnfindungsphase, während der ich Spinoza, Seneca und Hesses Siddharta entdeckte, die von einer kurzen Übergangszeit abgelöst wurde, in der ich Kriminalromane verschlang.

Und danach begann die literarische Sendepause, in der ich nun seit 30 Jahren verharre, ohne irgendetwas zu vermissen, während Steffi insistiert, ohne Bücher wäre das Leben nur halb so lebenswert. Ich muss zerknirscht zugeben, dass ich Bücher sehr liebe, aber nur als zeitlos dekorative Zierde unserer Bücherregale, die ich – nach eigenen Entwürfen – von einem Schreiner aus Kiefernholz anfertigen ließ. Sie gliedern sich höchst geschmackvoll in die Westecke des Wohnzimmers ein, und ich kann mich nicht satt sehen an den prächtigen Buchrücken, die teils vertikal, teils horizontal aufgeschichtet endlos scheinendes Lesevergnügen versprechen – für Steffi.

Doch, weshalb erinnerte ich mich ausgerechnet an Peter Noll, schweizerischer Professor für Strafrecht und enger Freund von Max Frisch, der im Alter von 55 Jahren an einem bösartigen Blasenkrebs erkrankte? Anfang der 80er Jahre befand sich die Verwendung eines Teils des Darms als Blasenersatz noch im Experimentalstadium. Als Therapie stand damals das Entfernen der Blase im Vordergrund, kombiniert mit Bestrahlungen. Die Operateure legten einen künstlichen Ausgang außerhalb des Körpers an, der in einen Plastikbeutel führte. Die statistische Wahrscheinlichkeit, nach fünf Jahren noch am Leben zu sein, betrug etwa 40 Prozent. Totale Impotenz und das lästige ständige Leeren des Urinbeutels und gelegentlichen

Entzündungen an der Austrittsstelle schienen aus der Sicht seiner Ärzte zumutbar. Der Strafrechtler könnte, meinten sie, weiterhin Sport treiben, selbst dem Skifahren stünde nichts im Wege.

Für seine Berater stand fest, dass sich der blendend aussehende Jurist – wie tausende anderer Patienten auch – dem Diktat der vorgeschlagenen Therapie beugen würde. Aber dieser eigensinnige Patient weigerte sich, in das unerbittliche Mahlwerk der Medizinmaschinerie zu geraten, die ihm ein paar Jahre Aufschub vor dem Tode versprach.

Er informierte die Exfrau, seine zwei Töchter und viele Freunde über seine Erkrankung und seine ungewöhnliche Entscheidung. Der häufigste Kommentar, den er hörte war: „So ein Scheiß!". Auch Max Frisch verwendete ihn. Dieser Aufschrei bezog sich selbstverständlich nur auf die Diagnose und nicht auf seine Therapieverweigerung. Eine höchst spontane Reaktion, ohne Pathos und zelebriertem Mitgefühl.

Peter Noll ließ sich im Detail den vermutlichen Verlauf der Erkrankung beschreiben und welche Symptome ihn erwarteten. Die Ärzte versicherten ihm, dass – sofern ein Betreuer zum professionellen Verabreichen von Spritzen zur Verfügung stünde – er bis zum Exitus in seiner Wohnung verbleiben könne.

Das Umfeld wunderte sich über seine Gelassenheit gegenüber dem Tod. Er bezog sie aus der sowohl emotionalen als auch rationalen Abwägung: Was ist schlimmer, nicht mehr zu sein oder sich die verbleibenden Jahre von medizinischem Hightech versklaven zu lassen? Nach seiner im Hauruck-Verfahren eingeleiteten Frühpensionierung widmete er die verbleibenden Monate den Menschen, die ihm am nächsten standen, wie zum Beispiel Max Frisch. Manche reagierten auf seine Therapieablehnung verstört. Da er sich nicht vorbildlich verhielt, wie es sich für Krebspatienten ziemt, das heißt, sich gefälligst einzureihen in den stereotypen Ablauf von Operationen und Bestrahlungen, zwang er die Menschen, sich mit Sterben und Tod als Teil des Lebens auseinanderzusetzen. Sie mussten sich plötzlich mit etwas befassen, was sie gar zu gern verdrängen. Es gehörte sich einfach nicht, so zu tun, als ob man gesund wäre. Es gehörte sich einfach nicht, unbekümmert mit dem Alltag fortzufahren, obwohl der Schnitter schon seine Sense dengelte. Er gehörte einfach ins Spital, und damit basta!

Die Krankheit trennte in seinen Beziehungen die Spreu vom Weizen. Einige kamen aus Neugier, so wie man in den Zoo geht und mit distanziertem Interesse Eisbären beobachtet, die lustvoll im Wasser paddeln. Einige fühlten sich unbehaglich in seiner Gegenwart. Das zu erwartende Siechtum schien bereits wie ein Kainsmal auf seiner Stirn zu kleben und sie im Voraus anzuekeln. Viele kamen jedoch einfach aus gelebter Freundschaft heraus.

Der zweifache Vater setzte sich mit dem Ausspruch Martin Luthers auseinander: „Selbst wenn ich wüsste, dass morgen die Welt unterginge, würde ich heute noch ein Apfelbäumchen pflanzen". Er rechnete mit dem großen Reformator ab: „Nur einer der weiß, dass die Welt morgen nicht untergeht oder nicht weiß, dass sie untergeht, kann so etwas sagen."

Sein Alltag verdichtete sich mit Dingen und Tätigkeiten, die ihm wichtig erschienen: Ski fahren, diskutieren mit Freunden, auf Anregung von Frisch Gedanken über Sterben und Tod zu diktieren und eine Leichenrede zu verfassen. Damit der Pfarrer zu gegebener Zeit für die Trauergemeinde auch die richtigen Worte wählt, entwarf er die Predigt für seine Beerdigung. Sie sollte Elemente enthalten, die an die Endlichkeit menschlichen Lebens erinnern und welche Bereicherung es darstellt, wenn man den Gedanken daran jeden Tag aufs Neue zulässt. Die Predigt schlösse mit den Worten:

„Die Zwänge der vermeintlichen Bedürfnisse, die Karriere, die Statussymbole, die gesellschaftlichen Zwänge, sie werden mehr und mehr gleichgültig. Ich kann Ihnen dies sagen, weil ich es in den letzten Monaten erlebt habe, dass der Gedanke an den Tod das Leben wertvoller macht."

Bevor jedoch der Pfarrer Gelegenheit erhielt, auf dieses Skript zurückgreifen zu müssen, nahm der Professor für Strafrecht und mehrfache Buchautor die Einladung von Max Frisch zu einer zehntägigen Ägyptenreise an. Auf den Spuren jahrtausendealter Geschichte zu wandeln in Luxor, Karnak und Edfu, welch großartiges Programm vor dem bevorstehenden Abgang.

Schon am vierten Tag nahm die Reise ein abruptes Ende. Peter Noll wurde von einer extremen Kurzatmigkeit heimgesucht. Während er sich noch den Kopf zerbrach, ob sie möglicherweise Lungenmetastasen zuzuschreiben sei, wurde sein Körper von Fieberkrämpfen geschüttelt. Heftige Schweißausbrüche sowie tropfenweises Abgeben von mit Blut vermischtem Urin kamen hinzu, ebenso Leberschmerzen. In den wenigen Minuten, bevor er in tiefe Bewusstlosigkeit fiel, vermutete er, dass auch die Leber von Tochtergeschwülsten befallen sei, und dass das Ende nahe. Noch am gleichen Tag holte ihn ein Flugzeug der schweizerischen Rettungsflugwacht in Kairo ab und brachte ihn ins Spital nach Zürich.

Nach einem gründlichen Check stellte sich heraus, dass die lebensbedrohlichen Symptome nicht auf Metastasen, sondern auf eine akute Virusinfektion zurückzuführen waren. Sie schwächte das Herz, mit der fatalen Folge, dass sich Wasser in der Lunge ansammelte und in der Leber staute. Etwa zweieinhalb Wochen verbrachte er im Spital. Den Ärzten gelang es, die Virusinfektion in den Griff zu bekommen. Nur sehr zaghaft setzte der Genesungsprozess ein. Er fühlte sich zusehends wohler und unternahm mit Max Frisch kleine Spaziergänge. Der Strafrechtler registrierte eine zunehmende Unlust beim großen Tross der Freunde, ihn zu besuchen. Es schien ihm, als ob sie nach den Pflichtbesuchen erleichtert die Krankenhaustüre hinter sich zuzogen und aufatmeten: „Geschafft!"

Wenige Tage nach seiner Entlassung zeigte sich wieder Blut im Urin. Der konsultierte Chefurologe entpuppte sich als großer Versucher in der Wüste, indem er die schwachen Widerstandskräfte des jugendlich wirkenden Juraprofessors weidlich ausnützte, um ihn von einer Zystoskopie zu überzeugen. Dieser unter Narkose durchgeführte Eingriff macht jedoch nur Sinn, wenn der Patient anschließend gewillt ist, sich einer Operation zu unterziehen. Nur wenige Tage dauerte die suggestive Macht der Verführung. „Hebe dich weg von mir, Satan" (Matthäus 4,10). Dieser Ausspruch von Jesus mag wohl Pate gestanden haben bei seinem Widerruf der zuvor abgegebenen Einwilligung zur Blasenspiegelung.

Immer wieder ließ sich Peter Noll auf die Notfallstation einweisen, wenn der Blasenausgang verstopft war, um dort mittels Katheder Urin ableiten zu lassen. Schmerzfreie Episoden wurden immer seltener. Im Juli 1982 gelang es nur noch mit hohen Morphiumdosen quälende Schmerzen einzudämmen. Unter der Einwirkung von Analgetika fühlte er sich zeitweise derart wohl, dass er Skiausflüge auf den Vorabgletscher unternahm. Er genoss den Blick von seiner Wohnung in Laax auf einen kleinen mit grünem Schilf überwachsenen See, über den sich im Regen ein feiner Schleier legte. Er war sich bewusst, dass dies vermutlich sein letzter Sommer sein würde.

Im September nahm er, obwohl sich Metastasen bereits in seinem gesamten Körper ausgebreitet hatten, noch an einer ganztägigen Kassationssitzung am Gericht teil. Die Einschätzung des Urologen, dass die Tochtergeschwülste den Primärtumor überholen werden, veranlassten ihn zu der schnoddrigen Bemerkung: „Ich komme mir vor wie einer, der zum Tod durch Rädern verurteilt war und nun zum Tod durch Köpfen begnadigt wird."

Am 30. September 1982 enden seine Tagebucheintragungen mit der Erwähnung, dass er zusammen mit Max Frisch im Restaurant Buech ein Eglifilet mit rohen Zitronen gegessen habe. Wenige Tage zuvor schon war seine Tochter Rebekka zu ihrem Vater in die Wohnung gezogen, um ihn bis zu seinem Ende zu begleiten.

Am Samstag, den 9. Oktober schlief Peter Noll, nachdem er zwei Tage zuvor noch von einer heftigen Unruhe erfasst worden war, friedlich ein.

Peter Nolls „Diktate über Sterben und Tod" werden mich ein Leben lang begleiten. Seine Gedanken sind auch meine Gedanken. Und wie er habe ich gelernt, dass es sich einfacher lebt im Bewusstsein der eigenen Endlichkeit, der ich durch die inzwischen auf 10,7 gekletterten PSA-Werte statistisch ein Stückchen weit näher gekommen bin. Vielleicht verzeiht er mir ja auch, wenn ich mir ein paar Gedanken aus seinem Entwurf einer Trauerpredigt ausleihe und in die Ansprache für meine eigene Beerdigung einarbeite.

In einem Punkt meine ich jedoch, dem Freund von Max Frisch ein wenig voraus zu sein. Ich weiß, dass weder sein noch mein Appell an unsere Zeitgenossen, den Tod einzugliedern ins Leben, etwas an ihrer Abneigung, genau dies zu tun, ändern wird. Denn nur diejenigen Spezies, die ihre Sterblichkeit ausblenden – sofern sie darüber reflektieren können – und mit aller Vehemenz an ihrer irdischen Existenz kleben, werden von der Evolution mit dem vorläufigen Weiterexistieren belohnt. Es ist illusorisch, einen Löwen in einen Vegetarier verwandeln zu wollen.

Februar 2008 – Die Sache mit dem Sex

Gehören Sie zu den „Once a month"-Typen? Ich frage mich stets, ob die von der Dresdner Sexualtherapeutin Ildiko Sobeslavsky befragten Männer Zahlen angeben, die ihrer Männlichkeit schmeicheln oder ob sie der Realität entsprechen. Angeblich sollen sich 84 % der 60- bis 69-Jährigen bis zu dreimal pro Woche fleischlicher Lust hingeben und 73 % der 70- bis 79-Jährigen sich regelmäßig dieser Übungen erfreuen.

Nein, ich glaube diesen Statistiken zur Häufigkeit sexueller Kontakte im Alter kein einziges Wort. Natürlich existieren sexbesessene 68-Jährige, die mit ihren 35 Jahre jüngeren Neupartnerinnen noch Kinder zeugen und dann unschuldsvoll betonen, dass sie erst im fortgeschrittenen Alter richtig genießen könnten, nachts dreimal geweckt zu werden, kleine Schreihälse zu wickeln und Kinderwagen zu schieben. Tätigkeiten, die sie 30 Jahre zuvor niemals ausgeübt hatten, da sie sich in der akuten Karrierephase befanden.

In ihrem Buch „The last gift of time. Life beyond Sixty" plädiert Carolyn G. Heilbrun, eine amerikanische Feministin, dafür, dass sich im Alter eine Beziehung idealerweise von sexueller Begierde langsam zur verlässlichen lebenslangen Freundschaft entwickelt sollte. Sie findet, dass Sex im letzten Lebensabschnitt keine dominierende Rolle mehr spielen, sondern nur als willkommenes (falls überhaupt erwünscht) Nebenprodukt einer Beziehung angesehen werden sollte. Sie zitiert eine weitere Feministin, Gloria Steinem: „Dass Sie älter werden, merken Sie daran, wenn Sie zum Liebesspiel Ihre Lesebrille aufsetzen müssen."

Nun stellt es natürlich einen riesigen Unterschied dar, ob ich mich freiwillig für die Sportschau entscheide, statt die Lesebrille aufzusetzen für die Exploration des Körpers meiner Partnerin. Oder ob ich dazu verdammt werde, die Sportschau zu gucken, weil das Ding da unten aufgrund einer erektilen Dysfunktion nicht mehr stehen will.

Mit dieser verdrießlichen Situation müssen sich die meisten prostatektomierten Männer auseinandersetzen. Auch wenn in der Regel nervschonende Operationstechniken angewandt werden, wird kein seriöser Chirurg eine Garantie abgeben, dass die postoperative Erektion wieder so sein wird wie vor dem Eingriff. Die Chat-Foren im Internet berichten nur sehr verhalten über Männer, die versuchen, mit den Einschränkungen ihres Sexuallebens zurechtzukommen.

Heinz beschreibt auf einer Chat-Seite den ersten Blick auf seinen Penis etwa zehn Tage nach der Prostata-Entfernung mittels eines Bauchschnittes. Der Katheter, der den Urin aus der Blase in den Beutel befördert, befand sich noch in seinem guten Stück, ebenso ein Blasenschlauch. Die Drainagen, um das Wundsekret abließen zu lassen, waren schon entfernt worden. Er stellte fest, dass sein Glied irgendwie kleiner aussah. Später wurde ihm erzählt, dass der Harnleiter etwa einen Zentimeter zur Blase hingezogen wurde, um dort wieder angenäht zu werden. Die Vorhaut zeigte sich geschwollen und schrumpelig, denn es waren ihm sechs Lymphknoten entfernt worden. Nach weiteren zehn Tagen ging die Schwellung zurück. Für das zerknitterte Aussehen des Penis erhielt er die Erklärung, dass zwar sein Glied einen Zentimeter kürzer geworden war, nicht jedoch die Vorhaut.

Unter der Hormonblockade, der er sich anschließend unterzog, um die Ausdehnung von Metastasen einzudämmen, verkümmerten seine Hoden. Sie waren nur noch als Wölbung hinter dem Penis zu erkennen. Er berichtete, dass dieser mehrere Monate nach dem Eingriff nur noch halb so lang sei, wie vor der Operation. Trotz dieser erkennbaren Einbußen seiner äußerlich sichtbaren Männlichkeit ging er nach wie vor in die Gemeinschafts-Sauna und scherte sich einen Teufel darum, was seine Zeitgenossen über ihn dachten.

Heinz starb wenige Jahre später an den multiplen Folgen der Meta-
stasierung.

Lilian beklagt sich, dass bei ihr in Sachen Sex gar nichts mehr
laufe. Früher sei ihr Mann nicht zu bremsen gewesen. Nachdem
ihrem Mann die Prostata entfernt wurde, war sie erst einmal heil-
froh, dass er den Eingriff überlebt hatte. Er nimmt bei Bedarf zwei
Viagra-Tabletten, aber die bewirken nichts, weil er gar keine Lust
mehr auf Sex hat. Viel lieber sieht er fern. Für sie bedeutet sein
Rückzug vom ehelichen Sexualleben eine große Beeinträchtigung
ihrer Lebensqualität. Inzwischen denkt sie daran, sich einen Lieb-
haber zu suchen, da er sich weigert, sein mit der Operation ebenfalls heraus geschnittenes Interesse an Sex überhaupt zu themati-
sieren.

Auf ihren Klageruf hin meldet sich Roland, ein Leidensgenosse ihres
Mannes. Auch er leidet nach der Operation unter Impotenz. Auf
Anraten des Urologen versuchte er es mit einer Schwellkörper-
Injektionstherapie, kurz SKAT. Dabei muss der Wirkstoff in den
Penis eingespritzt werden. Die vorgeschriebene Dosierung bewirkt
nach 5-15 Minuten eine zufriedenstellende Erektion, die ausreichend ist für einen Sexualverkehr mit seiner Frau. Das Problem
dabei: Die Versteifung hält etwa zwei Stunden an. Er macht darauf
aufmerksam, dass bei falscher Dosierung der Schwellkörper irrepa-
rabel zerstört werden kann.

Die Nebenwirkungen dieser Methode sind jedoch eine höchst
schmerzhafte Angelegenheit. Denn bis zum Abklingen der Erektion
ist der Penis extrem druck- und schmerzempfindlich. Roland
schreibt, dass er keinen Stoff auf dem Glied vertragen konnte und
nachts nackt auf einem Stuhl saß, meist am Computer, bis die Erektion abgeflaut war. Einen Trost hält er jedoch bereit: Bei häufige-
rer Anwendung reagiere diese sensible Region weniger empfindlich
und die Schmerzen seien erträglicher.

Um diesen Nebenwirkungen zu entgehen, versuchte er es mit einer
Vakuumerektionspumpe, deren Kosten in Höhe von 499 Euro in sei-

nem Fall die Krankenkasse übernahm. Irgendwie funktionierte der Apparat bei den erstmaligen Anwendungen nicht. Nachdem eine neue Software aufgespielt worden war, gelang es ihm nach etwa 20 bis 25 Minuten eine Erektion zu erzielen. „Ich habe vor Freude fast geweint, mein Mannesgefühl der Potenz wieder zu erleben", schreibt er im Chat.

Und trotzdem war es anders als früher. Bis er die Betthälfte gewechselt hatte, stellte sich oft schon die Erektion ein. Er erlebt wie früher einen Orgasmus, allerdings einen trockenen, da der Samenerguss unterbleibt. „Aber mit 59 Jahren will man ja auch keine Kinder mehr zeugen", kommentiert er dieses Manko lakonisch.

Der Vorteil der Vakuum-Pumpe besteht darin, dass sie bei sexuellem Bedürfnis jeden Tag angewendet werden kann und nach dem Abstreifen des Gummiringes in der Regel keinerlei Schmerzen auftreten. Im Gegensatz zur SKAT-Methode, die erstens selbst bezahlt werden muss, Schmerzen verursacht und nur dreimal pro Woche zum Einsatz kommen darf. Allerdings nützen all diese Hilfsmittel nichts, wenn die Libido erloschen ist und keine äußeren Reize sie wieder entfachen kann.

Rolf berichtet beglückt darüber, dass vier Monate nach der Prostatektomie die Erektionsfähigkeit zu 60 % wieder vorhanden ist. Der Eingriff hatte überhaupt keine Auswirkungen auf seine Libido. Es mache ihm genauso viel Spaß wie früher zu masturbieren oder mit seiner sehr einfühlsam reagierenden Partnerin zu schlafen. Begünstigt durch die regelmäßige Einnahme von Sildenafil. Dieser Wirkstoff gehört zur Gruppe der PDE-5-Hemmer, die zur Behandlung einer erektilen Dysfunktion eingesetzt werden. Er verzögert den Abbau des Botenstoffs cGMP. Dieser sorgt dafür, dass Blut in die Schwellkörper des Penis strömt und damit eine Erektion erst ermöglicht. Aufgrund der Einnahme dieses Wirkstoffes bleibt ein größerer Anteil dieses Botenstoffes im Umlauf. Dadurch verstärkt sich die Muskelentspannung und die Erektion wird verbessert. Für einen befriedigenden Beischlaf muss er auf diese medikamentöse Krücke zurückgreifen. Außerdem stört es ihn nicht im geringsten, dass der Orgasmus jetzt „trocken" abläuft.

Rolfs ungebrochene Begeisterung für ehelichen Beischlaf lässt darauf schließen, dass er nicht zu den „Once-a-month"-Typen gehört.

Welch ein Glück, dass ich bei meinem halbjährlichen Besuch beim Urologen Fragen zu dieser Thematik noch nicht stellen musste. Er teilte mir stattdessen wohlwollend meine neuen PSA-Werte mit. Mit 12,3 lagen sie nur etwa eineinhalb Prozentpunkte über den letztjährigen, was beruhigenderweise darauf schließen lässt, dass das Karzinom im Moment noch vor sich hin schlummert.

April 2009 – Zwei Kilogramm Kürbiskerne

Zur Frage, ob man den Krebs durch entsprechende Ernährung stoppen kann, gibt es zwei interessante Nachrichten. Erst einmal die schlechte: Es existieren keine gesicherten Studien, die belegen, dass ein Karzinom, in welcher Form es auch immer auftritt, durch Diäten oder dem Bevorzugen bestimmter Nahrungsbestandteile am Fortschreiten gehindert werden kann.

Die gute Nachricht: Man kann es ja trotzdem versuchen.

Nun hat sich die menschliche Spezies im Laufe der Evolution das Ursache-Wirkung-Denken angeeignet. Wenn ich eine Wallfahrt nach Lourdes unternehme und mein Krebs hat sich anschließend in Luft aufgelöst, dann schiebe ich diese wundersame Entwicklung selbstverständlich der Fürbitte der Muttergottes in die Schuhe. Esse ich jeden Tag ein ganzes Kilo Tomaten (gilt als Krebs-hemmend) und die Metastasen verkrümeln sich, dann bin ich felsenfest davon überzeugt, bei allen Leidensgenossen müsse diese Heilung ebenfalls eintreten und schreibe ein Buch darüber. Ließen Sie sich bei einem Geistheiler kosmische Heilkräfte auf Ihren Tumor bündeln, und er kommt zum Stillstand, dann werden Sie unbeirrbar daran festhalten, dass er mit dem Auflegen seiner Hände den Stopp bewirkt hat.

Und sollten Sie zu dem einen der Patienten von 60.000 (statistische Wahrscheinlichkeit) gehören, über dessen Spontanheilung sich ein ganzer Tross Ärzte wundert und keine Erklärung dafür findet, dann werden Sie ihre überraschende Auferstehung von den Todgeweihten auf die tägliche Zufuhr von zehn Löffeln Honig zurückführen, die sie irgendwann begonnen haben einzunehmen.

Auf meine Frage, ob der regelmäßige Verzehr von Kürbiskernen die Prostata günstig beeinflussen könnte, gluckste mein Urologe amüsiert in sich hinein und heftete seinen Blick auf den Text des Kleinen Prinzen ihm gegenüber. Dann eröffnete er mir milde lächelnd, dass ich davon täglich mindestens zwei Kilogramm verzehren müsste, um auch nur eine geringfügige Wirkung zu erzielen. Einen Einfluss auf meinen PSA-Wert – er war von 12,3 auf 11,9 Punkte gefallen – hätte dieser ernährungstechnische Gewaltakt ohnehin nicht. Die frohe Botschaft des gesunkenen PSA-Wertes brachte mir einen liebevollen Nasenstüber von Steffi ein und entlockte ihr die schöngeistige Bemerkung: „Das sieht ganz nach Verlängerung deiner Restlaufzeit aus."

In ihrer Angst, vorzeitig sterben zu müssen, klammern sich Krebskranke an die unsinnigsten Empfehlungen: Öl-Eiweiß-Kost mit ELDI-Ölen nach Budwig; Eiseninjektionen; Reduzierung der Zuckeraufnahme mit der Montignac-Methode, das Aushungern des Krebses unter Anwendung der Breusskur, mit der allen Karzinomarten, von Brust- und Prostatakrebs bis zur Leukämie garantiert der Garaus gemacht wird, und zwar spätestens nach 42 Tagen; Schöllkrautextrakt; Kurkuma, und, und, und ...

Auch das neue Ernährungskonzept von Dr. Johannes F. Coy, das 2009 in einer mehrteiligen Serie der Bild-Zeitung vorgestellt wurde, dürfte in dieses Raster passen.

Er erklärt darin die fünf Säulen der Anti-Krebs-Ernährung. Durch gesunde Ernährung könne Krebs verhindert und vielleicht sogar gestoppt werden, postuliert er. Sein Programm basiere auf der Entdeckung des TKTL-1 Gens. Es soll Krebszellen aggressiv werden und sie wuchern lassen. Die vermeintliche Ursache: Gärungsprozesse, die nur durch ständige Zuckerzufuhr entstehen.

Deshalb sein Ratschlag: „Essen Sie weniger Kohlehydrate wie Brot, Pasta, Reis, Kartoffeln und reinen Zucker. So entziehen Sie dem Gen den Treibstoff. Essen Sie z.B. statt Weizenbrot welches aus Vollkorn mit Ölsamen wie Hanfsamen, Leinsamen, Kürbiskernen oder Sesam."

Er meint, dass ein wichtiger Bestandteil einer gesunden Anti-Krebs-Ernährung Lebensmittel seien, die durch Milchsäuregärung konserviert werden wie Buttermilch, Käse (außer Mozzarella) Joghurt, Sauerkraut und saures Gemüse. Der vorhandene Zucker ist in diesen Nahrungsmitteln bereits in Milchsäure umgesetzt worden.

Er erwähnt eine mögliche Schutzwirkung vor Krebs durch Vitamin D, das meist schon durch einen Spaziergang an der Sonne getankt werden kann. Wenn dies nicht ausreiche, sollten fette Fische, Butter und Eigelb auf dem Speisezettel stehen.

Des Weiteren propagiert er Zink, das eine Schlüsselrolle im Zucker-, Fett- und Eiweißstoffwechsel spiele. Es ist enthalten in Innereien, Rindfleisch, Mandeln, grünem Blattgemüse und Kohl. Zum Abschluss dürfe eine ausreichende Zufuhr von Wasser nicht vergessen werden, das einen niedrigeren Mineraliengehalt aufweisen sollte, da es angeblich leichter unerwünschte Salze aus dem Körper spült.

Die Empfehlung, mediterrane Kost mit vielen ungesättigten Omega-3-Fettsäuren zu sich zu nehmen, wie sie unablässig in allen Gesundheitsratgebern erscheint, kann als Königsweg inmitten des Ratgeberdschungels angesehen werden. Wer entweder nicht zur Überfischung der Meere beitragen möchte oder Seefisch verabscheut, der findet einen idealen Ersatz im täglichen Verzehr von mindestens acht Walnüssen.

Das hilflose Herumdoktern an wissenschaftlich fundierten Ernährungsempfehlungen kommentiert der Epidemiologie-Experte Nikolaus Becker in der Apothekenumschau wie folgt: „Wir wissen, dass der Lebensstil das Prostatakrebs-Risiko stark beeinflusst, können es aber im Einzelnen nicht erklären. Wahrscheinlich liegt es an einer Kette von Faktoren, von denen jeder für sich nur wenig ausmacht."

August 2010 – Alarmstufe 2

„Er hat mich rumgekriegt!", seufzte ich halb belustigt, als mich Steffi nach dem neuesten Stand meiner PSA-Werte fragte. Ich war ihm wieder gegenüber gesessen. Der Urologe im schwarzen Leder-sessel, der ihn noch schmächtiger erschienen ließ, als er ohnehin schon war, und ich auf dem unbequemen Plastikstuhl mit beidsei-tiger Armlehne aus Stahlrohr.

Auch dieses Mal versuchte ich vor dem Eintreten in das Behand-lungszimmer mich krampfhaft an den genauen Text aus „Der kleine Prinz" zu erinnern, der sich hinter ihm in sanftem Grau vom Boden bis zur Decke erstreckte. „Ich werde es wohl niemals lernen", schüttelte ich insgeheim amüsiert den Kopf. Zurechtgelegt hatte ich mir: „Ich liebe Sonnenuntergänge. Komm mit, wir schauen einen an!" Aber selbst wenn ich noch weitere zwanzig Mal auf diese Zeilen starre, um mir den Text wortwörtlich einzuprägen, späte-stens wenn ich zu Hause mein Fahrrad in den Schuppen stelle, fehlt mir irgendein Element des Originalspruchs: „Ich liebe Sonnenunter-gänge sehr. Komm, wir schauen einen Sonnenuntergang an!", steht an der Wand geschrieben. So muss es heißen und nicht anders. Na ja, man kann sich ja nicht alles merken, versuche ich mir dann stets mein nachlassendes Kurzzeitgedächtnis schönzureden.

„Herr Hock", ruft mich der Urologe zur Disziplin, „Ihr PSA-Wert ist innerhalb kurzer Zeit von 11,9 auf 16,1 gestiegen." Seine Gedan-ken schienen darauf zu warten herauszusprudeln, denn er redete zusehends schneller: „Sie wissen, dass ich Ihre Therapieverweige-rung schon seit langem akzeptiert habe. Aber in Anbetracht Ihrer galoppierenden PSA-Werte möchte ich Ihnen das Anfertigen eines Knochenszintigramms nahelegen. Mit dieser Untersuchung können Metastasen festgestellt werden." Er begann in seinem Sessel auf und ab zu wippen und schien sich auf eine längere Bedenkzeit meinerseits einzupendeln.

Da saß er. Der Stachel der Skepsis und des Argwohns. Einfach so hineingerammt in meine sorglose Unbekümmertheit, mit der ich den Prostatakrebs beiseite geschoben hatte. Der Stachel kratzte an meiner vermeintlichen Unverwundbarkeit: Ich werde mit meinem Karzinom sterben und nicht an ihm. Mir fiel plötzlich der Bandscheibenvorfall vor zwei Monaten ein, der mich mehrere Wochen Tennispause kostete und mir tagelang die gebückte Haltung eines Neandertalers aufzwang. Vielleicht waren diese Beschwerden doch die ersten Anzeichen einer Metastase? Etwas kleinlaut steckte ich die Überweisung ein für die Röntgenabteilung eines Krankenhauses und versprach, mich diesen diagnostischen Maßnahmen zu unterziehen. Ich rechnete mit einem negativen Befund dieser Untersuchung, auch wenn sich meine Unbesorgtheit nicht mehr auf dem gleichen Niveau bewegte wie vor diesem Arztbesuch.

Mit einem Laptop bewaffnet schlug ich die vielen Stunden tot, die ich vor der Kernspinaufnahme im Krankenhaus verbringen musste, um mit dem Trinken von mehreren Litern Flüssigkeit die Radioaktivität in meinem Körper zu verteilen. Wie vermutet, teilte mir der Radiologe mit, dass auf dem Röntgenbild keine Metastasen zu erkennen seien. Auch wenn ich gar keine andere Aussage erwartet hatte, meinte Steffi euphorisch, wir könnten doch die bestätigte Verlängerung meiner Laufzeit mit einem Besuch in einem Gourmettempel feiern. Und danach nicht unsere Standardflasche Trollinger leeren, sondern mit einem Châteauneuf-du-Pape anstoßen.

Widerstrebend gab ich ihrem Vorschlag nach, zwei Plätze in einem Gault Millau-Restaurant zu reservieren. Nachdem sie bereitwillig einräumte: „Aber du musst nicht, wenn du keine Lust dazu hast", wusste ich, dass jeder Widerstand zwecklos war.

Ich bin kein Snob. Wozu brauche ich ein „Amuse-geule", serviert mit dezentem Schwung von zwei sich devot verbeugenden Kellnerinnen? „Weißt du, was das heißt?", hatte mir Steffi beim letzten

Besuch in einem solchen Etablissement verschwörerisch zugeflü-
stert, nachdem wir uns, ohne Beobachtung durch das Personal, diesem winzigen Häufchen undefinierbarer rot-grüner Masse inmitten
eines quadratischen überdimensionierten Tellers widmeten.

„Nein", hatte ich zerknirscht eingeräumt, „aber du weißt es sicher."

„Willst du die wortwörtliche Übersetzung wissen oder die freie?"

„Am besten beide."

Während Steffi den kleinen farbigen Klecks auf die Gabel streifte,
sagte sie: „Amuse-geule heißt Vergnügen fürs Maul oder etwas vor-
nehmer ausgedrückt, kleine kulinarische Kostprobe mit der besten
Empfehlung des Hauses."

Als ich fünf Tage später einen Briefumschlag des Urologen im Brief-
kasten vorfand, nahm ich an, dass er irgendeine Rechnung enthielt
für Leistungen, die die Krankenkasse nicht bezahlte. Wie erstaunt
war ich, als ich nach dem Öffnen einen Brief vorfand, indem er mir
mitteilte, dass im Skelettszintigramm eine suspekte Stelle in der
Lendenwirbelsäule aufgefallen sei, die untersucht werden sollte.
Eine Überweisung für die röntgenologische Praxis lag bereits bei.

Ich war wie vor den Kopf gestoßen. Welche Unverfrorenheit, mir
nach der Untersuchung einen negativen Befund zu eröffnen und
wenige Tage später einen Brief zu schicken: „April, April, wir haben
uns geirrt!"

Steffi kochte vor Wut. „Welche Taktlosigkeit und infame Irreführung
des Patienten, ihn in Sicherheit zu wiegen und ihm wenig später
mit dem Hammer auf den Kopf zu hauen", zeterte sie. Ich hätte
wohl kaum Schwierigkeiten gehabt, direkt nach der Aufnahme des
Szintigramms das Fallbeil des Schafotts in Form von Tochtergeschwülsten zu akzeptieren. Aber der Kontrast zwischen der durch
den negativen Befund ausgelösten Euphorie und der Verunsiche-
rung durch den Widerruf ließ mich doch heftig schlucken. Das Auftreten von Metastasen schien bis zu diesem Zeitpunkt in weiter
Ferne zu liegen. Stets vernachlässigbar. Nichts was uns im Augen-

blick beunruhigen könnte. Und nun pochten sie möglicherweise schon an der Türe und verlangten nachdrücklich, hereingelassen zu werden.

Zwei Wochen später entkorkte ich abends erneut eine Flasche Château-neuf-du-Pape, denn die zweite Röntgenuntersuchung hatte die erste als falschen Alarm entlarvt. „Jetzt bis du dem Tod doch nochmal von der Schippe gesprungen", frohlockte Steffi erleichtert, während sie unsere Weingläser zu exakt gleichen Teilen füllte. Sie achtete seit mehr als 30 Jahren pedantisch darauf, dass ich nicht mehr trank als sie.

Selbstverständlich war mir bewusst, dass die Aussage „Keine Metastasen erkennbar" schon bei einem wenige Wochen später aufgenommenen Szintigramm relativiert werden könnte, wenn Miniaturkrebsherde, die zur Zeit der Aufnahme noch nicht erkennbar waren, zwischenzeitlich gewachsen waren. Der positive Befund ginge dann einher mit einer Kaskade von Therapien: Bestrahlungen, Hormon-Schmerz- und Alternativtherapien. Würden sie qualvolles Dahinsiechen und möglicherweise unerträgliche Schmerzen spürbar beeinflussen können?

Doch damit begannen die Unwägbarkeiten: Werde ich das Tal der Schmerzen und körperlichen Beeinträchtigungen bis zur bitteren Neige durchwandern oder irgendwann sagen: „Ich will nicht mehr?"

Werde ich es dem amerikanischen Nobelpreisträger der Physik, Percy Williams Bridgman, gleichtun, der – schwer vom Krebs gezeichnet – im August 1961 seinem Leben selbst mit einem gezielten Schuss ein Ende setzte. Seine letzten Worte: „Es geziemt sich nicht für eine Gesellschaft, dass jemand diese Tat selbst ausführen muss. Es ist vermutlich der letzte Tag, an dem ich in der Lage sein werde, es selbst zu tun", setzte in den sechziger Jahren in den Vereinigten Staaten eine heftige Suizid-Debatte in Gang.

Was ist, wenn ich – von Metastasen zerfressen – zu den angeblich vier von fünf Patienten deutschlandweit gehöre, deren Schmerzen nur halbherzig bekämpft werden? Was ist, wenn ich ständig um

Morphium betteln muss oder unter schwerer Atemnot leide? Anderseits: Würde ich überhaupt den Mut aufbringen, einen tödlichen Cocktail zu schlucken?

Ich weiß viel über mich. Ich weiß, dass ich meine Frau über alles liebe und sich dies niemals ändern wird. Ich weiß, dass die Wassermusik von Händel niemals mein Innerstes berühren wird. Ich weiß, dass ich bis zum Ende meines Lebens Marzipan verabscheuen werde. Aber ich kenne mich nicht gut genug, um beurteilen zu können, ob ich mich – aller jetzigen Gelassenheit zum Trotz – nicht winselnd an mein Leben klammern werde. Vielleicht sehe ich dann jeden Tag, der mir einen Aufschub vor dem Aushauchen meiner Seele verheißt, als Gewinn an, ungeachtet der Leidensintensität. Woher will ich heute wissen, ob ich nicht doch beherzt nach dem Becher mit Suizid-geeigneten Medikamenten greife, um freiwillig aus dem Leben zu scheiden?

Ich weiß es nicht. Ich weiß es einfach nicht.

Nächtelang diskutierte ich mit Steffi die letztgenannte Variante. Wir versprachen uns gegenseitig, uns – im fortgeschrittenen Stadium einer Krebserkrankung – ohne Wenn und Aber dem Suizidverlangen des Partners zu beugen. Es ist ein Kinderspiel, sich für einen geliebten Menschen aufzuopfern und ihn Rund-um-die-Uhr zu pflegen. Die Liebe, die jedoch über sich hinaus wächst und alles andere klein und unbedeutend erscheinen lässt, zeigt sich im Loslassen können. Den geliebten Gefährten bei seinem selbst gewählten Tod zu begleiten. So wie es die Psychiaterin und Künstlerin Jo Roman in ihrer Autobiografie „Freiwillig aus dem Leben" beschreibt. Umringt von ihren Kindern, ihrem Mann und ihren Freunden, die sie lieben und ihre Entscheidung mittragen, stirbt die krebskranke sechzig Jahre alte Amerikanerin nach der Einnahme einer Überdosis Medikamente.

Die Freitodbegleitung befindet sich in der Bundesrepublik Deutschland in einer prekären Situation. Wird der Suizident im Koma angetroffen, müssen unverzüglich Reanimationsmaßnahmen eingeleitet werden. Unterlässt dies der Anwesende, riskiert er eine Anklage nach § 323c StGB wegen unterlassener Hilfeleistung. Der Grund dafür? Der Bundesgerichtshof vertritt die Meinung, dass die suizidal herbeigeführte Bewusstlosigkeit „ein Unglücksfall" sei, der eine allgemeine Hilfspflicht auslöse. Dies stellt einen eklatanten Widerspruch dar zwischen erzwungener Wiederbelebungsmaßnahme und dem Recht des Bürgers, den Zeitpunkt seines Todes selbst zu bestimmen.

„Du weißt ganz genau, dass ich dich diesen letzten Schritt niemals alleine gehen lassen würde. Bis zu deinem letzten Atemzug bliebe ich in deiner Nähe", hatte Steffi sich damals nachdenklich, aber mit entschlossener Stimme geäußert, um dann trotzig hinzuzufügen: „Selbst wenn sie mich daraufhin bei Wasser und Brot einsperren."

Gerührt hatte ich ihre standhafte Beharrlichkeit zur Kenntnis genommen. Ich verkniff mir jedoch die Bemerkung, dass sie sich wohl schon am zweiten Tag ihres Einsitzens vom nächstgelegenen Gourmetrestaurant ein köstliches Spargel-Schinkensoufflet oder ein Rehmedaillon mit Königinkartoffeln in ihre Zelle liefern ließe.

Vielleicht funktionierte ja meine Prostata bis an mein Lebensende perfekt und ich erkrankte stattdessen eines Tages an Demenz. Der langsame mentale Verfall von Deutschlands prominentestem Patienten ließ mich aufhorchen. In diesen Zustand geistiger Umnachtung wollte er niemals geraten. Im gemeinsam mit Hans Küng herausgegebenen Buch „Ein menschenwürdiges Sterben" pochte Walter Jens auf einen selbstbestimmten Tod. Offensichtlich verpasste er den rechtzeitigen Absprung.

Sollte sich bei mir wie ein Dieb auf leisen Sohlen ein demenzielles Syndrom einschleichen, so stünde mir mit hoher Wahrscheinlichkeit dieselbe Entwicklung bevor wie bei dem renommierten Rhethorikprofessor und Schriftsteller.

Die ersten Symptome würde ich wahrscheinlich mit einem bagatellisierenden und millionenfach bewährten „Alzheimer lässt grüßen"

abtun. Möglicherweise frage ich Steffi fünfmal am Tage, ob sie
schon stilles Wasser eingekauft habe. Ich deponiere meine müf-
felnden Socken nicht mehr im Wäschekorb sondern auf der Butter-
dose im Kühlschrank. Irgendwann gelingt es mir nicht mehr, mich
an die Namen von Personen zu erinnern, die ständig meine Wege
kreuzen. Steffi wird den Zündschlüssel vor mir verstecken und mir
das tägliche Hinunterwürgen von fünf Gingko-Kapseln verordnen.
Spätestens dann wäre der Zeitpunkt gekommen, um den Weg in die
ewigen Jagdgründe anzutreten.

Warum sollte ich dies jedoch tun? Denn mein Gehirn rückt nach wie
vor alle Ereignisse so zurecht, dass sie schlüssig wirken. Irgendwann ist die Schwelle des „Point of no return" überschritten und
mir die Kontrolle über mein Leben entglitten. Ein Bilanzsuizid ist
nun nicht mehr möglich. Ich bin nicht mehr ich.

Steffi und ich haben uns gegenseitig das Versprechen abgenommen, den anderen niemals in ein Pflegeheim abzugeben. Auch
nicht bei völliger Demenz und möglicher Veränderung des Persön-
lichkeitsprofils. Auch sind wir übereingekommen, dass dem
Demenzkranken zugemutet werden kann, stundenweise alleine zu
bleiben. Dieses egoistisch anmutende Pflegemodell hatten wir
bereits praktiziert mit meiner leicht dementen und an den Rollstuhl
gefesselten Schwiegermutter, die mehrere Monate lang bis zu ihrem
Tod bei uns versorgt wurde. Das von uns gewählte Zuwendungs-
motto hieß: „Ein Drittel für jeden" und nicht das allgemein von der
Gesellschaft idealisierte und geforderte: „90 % für den Pflegebe-
dürftigen und 10 % für den Rest der Familie".

Diese Pflegeerfahrung mündete nach dem Tod der Schwiegermutter
vor einem Jahr in Umbauten im Erdgeschoss unseres Einfamilien-
hauses: den Einbau einer Dusche und Verbreiterung von Türrahmen,
um mit dem Rollstuhl besser rangieren zu können. Natürlich hoffen
wir wie alle vorsorgenden Best Ager, dass wir auf diese Maßnahmen
im häuslichen Umfeld niemals werden zurückgreifen müssen.

Aber nicht nur beschworen wir uns gegenseitig, dass keiner im Pflegeheim landen wird, sondern auch, dass der Partner zu Hause sterben darf und nicht im Krankenhaus. Um dies zu gewährleisten,
setzten wir Patientenverfügungen auf mit den wichtigsten Kernfor-
derungen.

Da ich heute nicht weiß, ob ich zu gegebener Zeit das volle „Sie-
chenprogramm" für mich beanspruchen will, blieb mir nichts ande-
res übrig, als für die Suizidvariante ebenfalls eine Lösung anzu-
streben.

Da ich kein Mitglied des örtlichen Schützenvereins bin, besitze ich
keine Schusswaffe, mit der ich mich aus dem Leben hinauskatapul-
tieren könnte. Mich von einem Zug überrollen zu lassen, schließe
ich aus. Diese grausame Erfahrung möchte ich keinem Lokführer
zumuten. Und um vom Ulmer Münster zu springen, dazu reicht mein
Mumm nicht aus.

Erneut saß ich auf dem harten Plastiksitz im Ordinationszimmer des
Urologen. Ich ignorierte dieses Mal die Sonnenuntergangsfaseleien
aus „Der kleine Prinz" und kam gleich zur Sache.

„Da ich nicht weiß, wann sich Metastasen in meinem Körper aus-
breiten werden und ich ebenfalls nicht weiß, ob ich ein Dahinsiechen bis zum natürlichen Ende durchleiden will, habe ich mir
Gedanken gemacht, wie ich dieses Ende aus freiem Willen vorzeitig
herbeiführen kann. Wären Sie bereit, nachdem die Beihilfe zum Suizid in Deutschland straffrei ist, mir zu gegebener Zeit die nötige
Dosis eines Medikaments zu verschreiben?"

Ich rechnete mit einer Schockreaktion. Auf den Kopf meines
Gegenübers fiel in schmalen Streifen der Schatten einer Jalousie,
so dass mir sein Gesichtsausdruck verborgen blieb. Während der
darauf entstehenden Pause verschränkte er die Arme hinter dem
Kopf.

Der Urologe begann, mit seinem Kugelschreiber zu spielen, indem
er immer wieder die Spitze auf den Schreibtisch tippte. Dann

wandte er mir sein jungenhaftes Gesicht zu und sagte mit sanfter Stimme: „Sehen Sie, ich habe, unter ethischen Aspekten gesehen, kein Problem, Ihnen ein Rezept auszustellen. Der Knackpunkt liegt jedoch darin, dass ich eine solch große Menge gar nicht auf einmal verschreiben darf."

Ob seine Darlegung der Wirklichkeit entsprach, daran hegte ich beträchtliche Zweifel. Vielleicht fiel ihm gerade keine bessere Ausrede ein. Ich betrachtete damit das Gespräch als beendet. Während ich im Aufstehen begriffen war, schien ihm noch etwas einzufallen. „Vielleicht sollten Sie einmal darüber nachdenken, sich einen Vorrat an Therapeutika anzulegen, um im Bedarfsfalle darauf zurückgreifen zu können."

Überrascht ließ ich mich wieder auf den Stuhl fallen. Nachdem ich vor diesem Gespräch bereits im Internet recherchiert hatte, um eine Vorstellung von Suizid-geeigneten Medikamenten zu erhalten, war ich auf diese unerwartete Wende unserer Unterhaltung durchaus vorbereitet.

„In letzter Zeit leide ich häufig unter quälender Schlaflosigkeit", stöhnte ich ungewohnt theatralisch. „Ein Freund von mir hat mir dieses Medikament empfohlen."

Ich zog aus meiner Jackentasche einen Zettel heraus und las ihm den Markennamen vor. Ohne mit der Wimper zu zucken, entnahm der Arzt ein Rezept aus einem kleinen grünen Behälter. Er kritzelte etwas darauf und schob es mir hin.

„Vielen Dank, in einem Vierteljahr werde ich wohl wieder Nachschub benötigen", sagte ich mit einem kleinen Augenzwinkern, als ich das Papier einsteckte.

Während ich wie üblich auf dem Nachhauseweg einen kleinen Umweg zur Konfiserie machte, um die himmlischen Schokotrüffel zu besorgen, kam mir unsere Tochter Hannah in den Sinn. Sie war ebenfalls dieser kulinarischen Köstlichkeit verfallen. Aber nicht nur das. Auch in ihr scheint die Saat der Gelassenheit zu keimen. Als sie vor zwei Jahren ihren Erzeugern einen Besuch abstattete, verriet sie, dass – wenn immer sie an ihren alten Vater denkt – sie eine sehr emotionale Szene abruft.

Sie hatte sich zu ihrem 17. Geburtstag einen ganzen Tag mit ihrem „Lieblingspapi" gewünscht. So nannte mich Steffi in Hannahs Gegenwart, nicht ohne einen versteckten Anflug von Ironie, ja Eifersucht, nachdem unsere Tochter sich als bekennendes „Papakind" entwickelte.

Wir vereinbarten für einen der kommenden Sonntage einen Ausflug nach Garmisch-Partenkirchen. Währenddessen würde Steffi unseren Sohn bei einem Tennisturnier der Regionalliga anfeuern.

Nachdem Hannah eine heftige Abneigung gegenüber Seilbahnen pflegte, verzichteten wir auf eine Gondelfahrt zur Zugspitze. Stattdessen wanderten wir um den idyllisch an seinem Fuß gelegenen Eibsee. Sie gestattete mir großzügig den Rucksack zu schultern, in den Steffi Gurken-Käse-Sandwiches, mehrere Dosen Cola, gebrauchsfertige Pflasterstrips, eine Tube Sonnencreme, eine Wanderkarte und zwei knallrote Regenjacken gepackt hatte. Bereits nach einer halben Stunde bogen wir links vom Weg ab, neugierig, was sich hinter mächtigen Bäumen, die uns die Sicht versperrten, verbarg. Wenig später saßen wir, überwältigt vom Anblick des Zugspitzmassivs, auf einem Felsblock mit vielen natürlichen Dellen und Kuhlen, auf denen sich graugrüne Flechten entlangschlängelten.

Unsere Tochter, die sonst munter drauflos plappert, saß stumm neben mir. Vor uns breitete sich ein kleiner smaragdgrüner See aus, über dem sich majestätisch die schneebedeckte Bergspitze in den Himmel zu bohren schien.

„Weißt du, was die Ewigkeit ist?", fragte ich sie nach einer Weile ehrfürchtigen Staunens.

„Nein", sagte sie schlicht.

„Stell dir vor, ein Rabe fliegt alle tausend Jahre zur Zugspitze und pickt ein Körnchen ab." Ich machte eine kurze Pause, während der sie mich erwartungsvoll ansah. Für einen kurzen Augenblick vergaß sie sogar, ihren Kaugummi zu kauen.

„Wenn der Rabe den ganzen Berg abgetragen hat, dann ist eine Sekunde der Ewigkeit vorbei."

Eigentlich hatte ich eine alberne Reaktion erwartet, mit der sie die etwas sentimentale Stimmung ins Lächerliche ziehen würde. So nach dem Muster: „Voll doof, Papa. Mit Kant kannste nicht mithalten." Aber Hannah schaute mich fragend an. Ihre großen blauen Augen schienen plötzlich einen grünlichen Ton anzunehmen. Vielleicht spiegelte sich auch nur der grüne See in ihnen. Sie strich sich eine violette Strähne aus ihrem Gesicht, die wie eine bunte Feder aus ihrem dunklen schulterlangen Haar nach vorne gefallen war. „Hast du dir das selbst ausgedacht, Papa?", fragte sie dann und zupfte etwas verlegen an ihren weißen Söckchen herum.

„Nein", sagte ich und legte die Hände hinter den Kopf. „Ich war etwa so alt wie du jetzt, als ich bei einer Klassenfahrt nach Oberstaufen neben meinem Mathelehrer saß, so wie wir beide jetzt gerade, mit atemberaubendem Blick auf den mehr als 2500 Meter hohen Hochvogel. Da hat er mir das Gleiche gesagt, wie ich dir gerade eben. Der Typ war nicht sonderlich beliebt bei uns Kids, denn er lachte höchst selten. Hager und hoch gewachsen, mit akkurat nach rechts gescheiteltem Haar, trug er zur schwarz umrandeten Brille stets eine blau-weiß gesprenkelte Fliege. Ich war einer der wenigen in meiner Klasse, die ihn trotzdem mochten. Nachdem er das mit dem Raben erzählt hatte, schaute er immer geradeaus auf den Hochvogel. Wir verharrten beide noch eine Zeitlang in dieser feierlichen Stimmung, bevor wir uns wieder dem Gekreische der Klassenkameraden zuwandten. Weder er noch ich erwähnte später diese wenigen Minuten gemeinsamen Ergriffenseins.

Damals schwor ich mir, seine relativierenden Bemerkungen zum Phänomen „Materie, Raum und Zeit" niemals zu vergessen."

Während ich meinen Blick von Hannah abwandte, um ihn wieder zur schroff abfallenden Bergflanke vor uns gleiten zu lassen, strich ich behutsam über ihre Hand. „Ich hab noch was vergessen. Er sagte noch: Und du bist ein Teil dieser Ewigkeit."

Hannah lächelte irgendwie verschwörerisch, als sie liebevoll den Arm um meine Schulter legte. „Ich bin sicher, dass es mir genauso gehen wird wie dir, Papa. Frag mich mal in fünfzehn Jahren danach."

Januar 2011 – Der PSA-Irrtum

Ich liebe Diagramme. Ja, ich bin geradezu süchtig danach. Und es gelingt mir das unglaubliche Kunststück, die Menschen, die ich am meisten liebe, damit zu terrorisieren. Nachdem unsere Tochter nur ein Geburtsgewicht von 2450 kg auf die Waage brachte, kontrollierten meine Frau und ich mit großer Sorgfalt die täglich aufgenommene Nahrungsmenge. Wenn unser lang ersehnter Nachwuchs nachts schrie, eilte ich in das Kinderzimmer, holte ihn aus der selbst gezimmerten Kiefernholzwiege, legte ihn auf die Babywaage und notierte sein Gewicht. Dann trug ich ihn in das Schlafzimmer seiner Mutter zum Stillen. Anschließend schleppte ich das kleine Bündel wieder auf die Waage, bevor ich es wieder behutsam in die Wiege legte.

Nach mehreren Wochen verwandelte ich die gesammelten Daten in ein Diagramm, das einen gemächlichen Anstieg nach oben verzeichnete. Stolz präsentierte ich Steffi nach dem Abstillen meine Ausarbeitung. „Gut gemacht!", lobte sie mich. Ich meinte jedoch dabei ein verräterisches Zucken ihrer Mundwinkel wahrgenommen zu haben.

Wahrscheinlich wäre unsere Tochter auch ohne lückenlose Gewichtskontrolle prächtig gediehen. Aber diese steinzeitlichen Gedanken verschafften sich keinen Zutritt zu meinem Großhirn.

Nun erfährt diese schrullige Vorliebe für das Erstellen von Diagrammen seit sieben Jahren eine Renaissance. Unmittelbar nach meiner Krebsdiagnose begann ich mit der täglichen Aufzeichnung des abgegebenen Urinvolumens und mit dem zweimaligen jährlichen Notieren des PSA-Wertes. Die Urinkurve werde ich dem Leser vorenthalten. Denn es gibt keine Kurve, sondern eine fast gerade

Linie. Diese lässt den Schluss zu, dass die Urinmenge sich nicht verändert hat.

Wiedergeben werde ich jedoch die Entwicklung der PSA-Werte, die sich kontinuierlich erhöht haben. Sie haben inzwischen die Höhe von 19,5 erreicht. Ein Wert, der jedem Urologen die Haare zu Berge stehen und ihn unverzüglich zum Skalpell greifen ließe.

Diagramm zur Entwicklung der PSA-Werte über einen Zeitraum von acht Jahren:

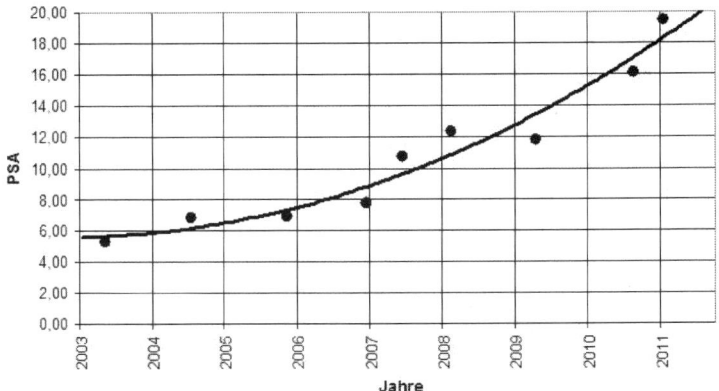

Eine Erklärung für die symptomlose Erhöhung der PSA-Werte liefert der Entdecker des Prostata-spezifischen-Antigens selbst: Richard Ablin, Professor für Immunbiologie und Pathologie an der Universität Arizona. In einem Interview mit der New York Times, das von der Süddeutschen Zeitung am 12.3.2010 veröffentlicht wurde, prangert er den Missbrauch des PSA-Tests an.

In den USA werden jährlich etwa 30 Millionen Männer auf das Prostata-spezifische Antigen untersucht. Dieses Enzym bildet sich in der Vorsteherdrüse. Seit der Anerkennung durch die amerikanische Zulassungsbehörde FDA ist dieser Test das meistbenutzte Tool, um einem Tumor in der Prostata auf die Spur zu kommen.

Der undifferenzierte Einsatz dieser Methode hat eine höchst kostspielige Katastrophe für das öffentliche Gesundheitswesen ausgelöst. Die jährlichen Kosten für PSA-Untersuchungen belaufen sich in den USA auf mindestens drei Milliarden Dollar. Professor Ablin ist der Meinung, dass beträchtliche Einsparungen im Gesundheitssystem erzielt werden könnten, indem der Test anders als bisher genutzt wird.

In den Medien finde Prostatakrebs eine enorme Beachtung, die jedoch nicht korreliert mit den tatsächlichen Erkrankungsraten. Das Risiko für amerikanische Männer, irgendwann im Leben die Diagnose Prostatakrebs mitgeteilt zu bekommen, hat er auf 16 Prozent hochgerechnet. Daran sterben werden jedoch nur etwa drei Prozent. Der Grund sei, dass die meisten Prostatatumore langsam wachsen. Daraus erschließt sich, dass Männer, die das Glück haben, alt zu werden, viel häufiger mit Prostatakrebs als an Prostatakrebs sterben. Hinzu komme, dass der PSA-Test kaum effektiver sei als ein Münzwurf. Dazu sein eindeutiger Kommentar: „Wie ich seit vielen Jahren versuche zu erklären, kann der PSA-Test Prostatakrebs nicht entdecken. Und noch wichtiger, er kann nicht zwischen den beiden Krebsarten unterscheiden – der tödlichen und der ungefährlichen."

Der PSA-Test zeigt laut Professor Ablin nur an, welche Menge des Prostata-Antigens der Untersuchte im Blut aufweist. Zum Ansteigen der Werte können jedoch auch Medikamente wie Ibuprofen, leichte Schwellungen der Prostata ebenso wie Infektionen führen. Jedoch lässt keiner dieser Faktoren explizit auf Krebs schließen. Männer mit niedrigen PSA-Werten, die sich in Sicherheit wiegen, können dagegen einen bösartigen Tumor ausbrüten.

Als die amerikanische Arzneimittelbehörde ihr Plazet zu diesem Test gab, verließ sie sich in erster Linie auf eine Studie, die nachwies, dass der Test 3,8 Prozent aller Prostata-Krebserkrankungen entdecken kann. Mit der bis dahin praktizierten Methode der Rektaluntersuchung mit dem Finger konnte diese Entdeckungsrate nicht erreicht werden. 3,8 Prozent erscheint recht wenig. Trotz dieser geringen Erfolgsquote wurden im Rahmen von Reihenuntersuchungen Männer mit mehr als vier Nanogramm PSA pro Milliliter Blut zu unangenehmen Prostata-Biopsien aufgefordert. Bei Hinweisen auf Krebs wurde der Patient fast immer einer Prostatektomie unterzogen, bestrahlt oder anderweitig behandelt.

Professor Ablin erhebt in seinem Interview den Zeigefinger: „Die Gemeinde der Mediziner wendet sich langsam von PSA-Untersuchungen ab." Er verweist auf die im vergangenen Jahr veröffentlichten Ergebnisse im New England Journal of Medicine zu den beiden umfangreichsten Studien hinsichtlich Massenscreenings, von denen eine in Europa und eine in den USA durchgeführt wurde. Die amerikanische Studie zeigte, dass PSA-Untersuchungen die Lebensrate von Männern im Alter ab 55 Jahren über einen Zeitraum von sieben bis zehn Jahren hinweg nicht erhöhen. Die europäische Studie erkannte eine leichte Abnahme der Sterblichkeitsrate. Aber sie belegte auch, dass 48 Männer behandelt werden mussten, um ein Leben zu retten. Das macht jeweils 47 Männer, die mit höchster Wahrscheinlichkeit kein Sexualleben mehr haben und sich nicht mehr weit von der nächsten Toilette entfernen können.

Die anfängliche Euphorie ist in Ernüchterung umgeschlagen. Eine ganze Anzahl einstiger Befürworter der Massentests haben inzwischen ihre Meinung geändert und sprechen sich gegen Routinetests aus. Auch die amerikanische Krebsgesellschaft rief zu mehr Vorsicht bei der Anwendung dieser Tests auf, ebenso das American College of Preventive Medicine.

„Warum also wird der Test noch benutzt?", fragt sich Professor Ablin anhand dieser neuen Erkenntnisse. Er meint die Antwort darauf zu kennen. Seiner Ansicht nach sind es die Pharmafirmen, die weiterhin die Tests verkaufen wollen und Lobbygruppen, die „Wachsamkeit vor Prostatakrebs" propagieren und Männer zum Test ermuntern. Bedauerlicherweise empfehle die Amerikanische Urologische Gesellschaft die Untersuchung noch immer, während das

Nationale Krebsinstitut in dieser Frage vage bleibe und von unklarer Evidenz spräche. Das Gremium, das Krebsuntersuchungen in den USA bewerten darf (Preventive Services Task Force), sprach sich kürzlich bei Männern über 75 gegen PSA-Tests aus, eine Empfehlung für jüngere Männer stehe bislang aus.

Nach so viel Schelte für die zum Breitband-Test mutierte Untersuchung sieht der Professor für Immunbiologie ihren Einsatz klar umgrenzt in der Krebsnachbehandlung. Wenn nach einer therapeutischen Intervention beim Prostatakarzinom rapide steigende Werte festgestellt werden, kann dies ein Indiz für eine Rückkehr des Tumors bzw. Metastasen sein. Auch hält er es für sinnvoll, wenn familiär vorbelastete Männer regelmäßig ihre PSA-Werte überprüfen lassen. Denn ein plötzlicher rapider Anstieg könnte auf Krebs hindeuten. Diese Anwendungen seien jedoch überschaubar.

Ich gehöre zu den wenigen Patienten, die vor schädigenden Interventionen wie Prostataentfernung oder Strahlentherapie gekniffen haben. Hätte ich allerdings niemals einen PSA-Test durchführen lassen, wäre dieses Buch als Warnung für PSA-gestresste Männer vor übereilter Verstümmelung niemals entstanden.

Seit fast acht Jahren lebe ich nun in friedlicher Koexistenz mit meinem Krebs. Nach wie vor symptomfrei. Allerdings nötigt mich inzwischen meine Blase etwa zweimal in der Woche zum nächtlichen Besuch der Toilette. Als überzeugter Hedonist genieße ich den regelmäßigen Gedankenaustausch mit Freunden, fluche wie ein Droschkenkutscher, wenn ich beim Tennis gegen Steffi verliere, sorge zweimal in der Woche im Fitnessstudio dafür, dass sich keine Rettungsringe um meine Leibesmitte schlingen, leere jeden Abend mit meiner Frau eine Flasche trockenen Rotwein vom Neckar, leiste einmal in der Woche Nachhilfe in Mathematik für Gymnasiasten mit einem Brett vor dem Kopf, schreite im Sommer mächtige keltische Tumuli in lichten schwäbischen Wäldern ab und vermesse sie akribisch, stopfe täglich mindestens sechs Pfeifen mit parfümfreiem Tabak und verpeste mit dem Qualm das Wohnzimmer. Und höre nicht auf, verständnislos den Kopf zu schütteln, wenn mir zu Ohren kommt, dass sich achtzigjährige Männer bei einem zufällig entdeckten, symptomfreien Prostatakarzinom von Urologen zu einer Strahlentherapie oder chemischen Kastration beschwatzen lassen.

Immer wieder einmal werfe ich einen flüchtigen Blick auf mein biologisches Ende, ebenso gleichmütig wie der neapoletanische Pizzabäcker gelegentlich dem Vesuv zublinzelt. In der Zwischenzeit surfe ich mit Wonne die kostbaren Wellen des Augenblicks. Trotz aller Hingabe zum Diesseits hoffe ich, dass ich als Erster die Seele aushauchen werde. Vor Steffi. Denn ohne sie leben zu müssen, wäre gleichbedeutend mit lebendig begraben zu sein.

Tumor-Klassifikation nach der TNM Einstufung

(Das Kürzel steht für Tumor, Nodi d.h. Lymphknoten und Metastasen)

T	N	M	Klassifikation	Typische Behandlungsmethode
T			**Primärtumor**	
T1			**Inzidentelles Prostatakarzinom**	
T1a			Tumor in Prostatagewebe entdeckt, das aus anderen Gründen als einem Krebsverdacht entnommen wurde. Krebsanteile in bis zu 5% des Gewebes	Beobachtung, operative Entfernung der Prostata (Prostatektomie) oder örtliche Bestrahlung
T1b			Genau wie T1a, aber mehr als 5 % der Gewebeprobe ist krebsartig entartet	Operation oder Bestrahlung, eventuell kombiniert mit einer Hormontherapie
T1c			Tumor bei einer Biopsie entdeckt, die aufgrund eines erhöhten PSA-Spiegels durchgeführt wurde	Wie für T1b
T2			**Organbegrenztes Prostatakarzinom**	
T2a			Tumor befällt die Hälfte eines Lappens oder weniger	Wie für T1b
T2b			Tumor befällt mehr als die Hälfte eines Drüsenlappens	Wie für T1b
T2c			Tumor befällt beide Lappen	Wie für T1b
			Hinweis: Wird Tumorgewebe durch Nadelbiopsie in einem oder beiden Lappen gefunden, ist aber nicht tastbar oder über bildgebende Verfahren zu erkennen, so ist er als T1c zu klassifizieren	
T3, T4			**Lokal fortgeschrittenes Prostatakarzinom**	
T3a			Tumor hat die Kapsel durchbrochen (ein- oder beidseitig)	Bestrahlung mit Hormontherapie; Operation für manche Patienten
T3b			Tumor ist in die Samenblasen eingebrochen	Bestrahlung mit Hormontherapie
			Hinweis:	
			Ist der Krebs bis in die Prostataspitze oder die Kapsel, jedoch nicht hindurch, gewachsen wird er nicht als T3, sondern als T2 klassifiziert	
T4			Tumor, der mit der Umgebung verwachsen ist und sich deutlich über die Prostata in umgebende Strukturen ausgebreitet hat	Hormontherapie, eventuell mit Bestrahlung

N	M	Metastasen (Tochterge-schwülste des Tumors)	Hormontherapie
N		Metastasen im Lymphknoten des Beckens	
NX		Benachbarte Lymphknoten können nicht beurteilt werden	
NO		Keine benachbarten Lymphknotenmetastasen	
N1		Metastasen in benachbarten Lymphknoten nachweisbar	
	M	Fernmetastasen, die weit entfernt vom Muttertumor liegen	Wie für N
	MX	Das Vorliegen von Fernmetastasen kann nicht beurteilt werden	
	MO	Fernmetastasen sind nicht vorhanden	
	M1	Fernmetastasen sind vorhanden	Bestrahlung bzw. Chemotherapie oder experimentelle Therapien
	M1a	Metastasen in nicht-benachbarten Lymphknoten	
	M1b	Knochenmetastasen	
	M1c	Andere Lokalisationen	

Adaption einer Tabelle nach Ch.Wittenkind, H-J. Meyer und E.Boot: in TNM Klassifikation maligner Tumoren (6. Auflage 2002)

Drei Goldene Regeln für Männer ab 55 Jahren

1. Lassen Sie regelmäßig Ihre PSA-Werte überprüfen, wenn eine familiäre Disposition zu einem Prostatakarzinom vorliegt.

2. Überlegen Sie sehr sorgfältig, ob Sie jährlich Ihre PSA-Werte testen lassen wollen, wenn bei Ihnen keine Symptome oder familiäre Belastung vorliegen. Bedenken Sie, dass – sollte es sich um einen „Raubtierkrebs" handeln – eine therapeutische Intervention wie Prostataentfernung, Bestrahlung oder Hormontherapie Ihnen lediglich einen Zeitaufschub vor dem Sterben verschafft. Bei einem „Haustierkrebs" werden Sie umsonst verstümmelt. Statistisch gesehen ist bei 48 Erkrankten nur ein einziger Patient mit „Raubtierkrebs" dabei. Es ist bis heute unmöglich, die „Variante maligne" von der „Variante benigne" im Anfangsstadium zu unterscheiden.

3. Lassen Sie sich nicht beeindrucken von der Schwarzmalerei Therapie-orientierter Urologen und von operierten / bestrahlten Männern, die Ihnen einreden, dass Sie sich Ihrer Zukunft berauben. Die Wahrscheinlichkeit ist riesig, dass Sie genauso alt werden wie diejenigen Männer, die sich ihren „Haustierkrebs" herausschneiden ließen mit allen postoperativen möglichen Konsequenzen, wie Inkontinenz, Impotenz und Wundheilungsstörungen.

Aktuelle Patientenleitlinien

Auszug aus den Patientenleitlinien der Deutschen Krebsgesellschaft e.v., in denen das „Watchful Waiting" den klassischen Behandlungsmethoden gegenübergestellt wird
(Abdruck mit freundlicher Genehmigung durch das Office des Leitlinienprogramms Onkologie, c/o Deutsche Krebsgesellschaft e.V., Straße des 17. Juni 106-108, Tiergarten-Tower, 10623 Berlin, Telefon: 030 322 932959, leitlinienprogramm@krebsgesellschaft.de, www.leitlinienprogramm-onkologie.de)

Die Behandlungsmöglichkeiten

Es gibt verschiedene Möglichkeiten, ein Prostatakarzinom zu behandeln. Welche davon für Sie in Frage kommen, hängt ab von:

Ihrem Alter;

dem festgestellten Tumorstadium;

der Aggressivität des Tumors;

Ihrer Krankengeschichte;

Begleiterkrankungen (Komorbidität);

Ihren persönlichen Vorstellungen von Lebensqualität.

Die so genannten kurativen („heilenden") Behandlungsmöglichkeiten verfolgen das Ziel der Heilung, also die vollständige Entfernung oder Zerstörung des Tumorgewebes. Dazu gehören:

die operative Entfernung der Prostata (radikale Prostatektomie);

die externe oder interne Bestrahlung (perkutane Strahlentherapie, Brachytherapie).

Diese Eingriffe können zu einer Heilung der Krebserkrankung führen, können aber mit beträchtlichen Nebenwirkungen verbunden sein. Dem gegenüber stehen die so genannten „abwartenden Strategien".

Das bedeutet, dass zunächst keine Behandlung erfolgt mit dem Ziel, dem Patienten unter bestimmten Voraussetzungen die Nebenwirkungen eines kurativen Eingriffs zu ersparen. Man unterscheidet:

die aktive Überwachung (englisch Active Surveillance (AS));

das langfristige Beobachten (englisch Watchful Waiting (WW)).

In einigen Fällen wird ein lokal begrenztes Prostatakarzinom auch durch alleinige Hormonentzugstherapie behandelt. Alle Behandlungsmöglichkeiten werden im Folgenden mit Nutzen und Risiken dargestellt.

Die operative Entfernung der Prostata (Radikale Prostatektomie)

Die radikale Prostatektomie (RP) ist der am häufigsten durchgeführte Eingriff bei einem festgestellten Prostatakarzinom. Damit wird das Ziel der Heilung verfolgt: Die Prostata und damit der Krebs sollen möglichst vollständig entfernt werden. Das ist vor allem dann möglich, wenn der Krebs wie bei Ihnen auf die Prostata begrenzt ist und die Kapsel der Prostata noch nicht durchbrochen hat. Die vollständige Entfernung nennt man R0-Resektion, das bedeutet: Bei der anschließenden feingeweblichen Untersuchung des entfernten Organs sind die Schnittränder frei von Krebszellen. Die RP wird von der Leitlinie als Behandlungsmöglichkeit für Patienten mit lokal begrenztem Prostatakarzinom aller Risikogruppen empfohlen.

Allerdings sollten Sie wissen, dass auch eine radikale Entfernung der Prostata bei drei von zehn operierten Männern nicht zur Heilung führt. Stattdessen kommt es im Laufe der nächsten Jahre wieder zu einem PSA-Anstieg und zu erneuter Tumorbildung am Ort der Operation (lokales Rezidiv) oder in anderen Körperregionen (Metastasen).

Zugangswege

Die Prostata liegt tief im kleinen Becken, unterhalb der Harnblase und oberhalb des Beckenbodens. Es gibt drei Wege, sie zu erreichen:

von unten, das bedeutet: über einen Hautschnitt am Damm (Perineum, daher: perineale RP);

von oben durch einen Schnitt am Unterbauch oberhalb des Schambeins (Os pubis, daher: retropubische RP);

bei der laparoskopischen RP werden durch mehrere kleine Schnitte im Bauchraum ein Endoskop und Operations instrumente eingeführt (auch „minimal-invasiv"). Eine solche Operation kann auch mit Hilfe eines Roboters, der vom Operateur gesteuert wird, durchgeführt werden.

Alle Techniken sind gleichwertig, was die Behandlungsergebnisse betrifft. Hat ein Mann eine stark vergrößerte Prostata, kommt eher die Operation mittels Bauchschnitt infrage. Wurde ein Patient wegen anderer Erkrankungen im Unterbauch bereits einmal operiert oder ist er fettleibig, kann ein Zugang über den Damm sinnvoll sein. Die „Schlüsselloch"-Chirurgie wird von vielen Operateuren bei voraussichtlich unkompliziert zu entfernenden Tumoren angewandt.

Nervenschonung

Bei dem Eingriff wird die gesamte Prostata einschließlich der Samenblasen (Bläschendrüsen) und der Endstücke der Samenleiter entfernt. Unmittelbar an der Prostata entlang verlaufen die Nerven, die für die Erektion sorgen. Die ärztliche Leitlinie empfiehlt, diese Nerven bei der Operation möglichst zu schonen. Dies ist bei Tumoren bis zur Größe von cT1c beiderseits möglich. Bei Tumoren der

Kategorie cT2a und 2b kann nur der Nerv auf der vom Tumor nicht betroffenen Seite erhalten werden. Wenn der Tumor größer ist, kann das Tumorgewebe nur dann vollständig entfernt werden, wenn auf die Nervenschonung verzichtet wird. Soll hier eine Heilung erreicht werden, ist die Nervenschonung also nicht möglich.

Nebenwirkungen

Der Vorteil der radikalen Prostatektomie liegt in der Chance, den Krebs zu heilen. Das ist vor allem bei früh entdeckten Tumoren wahrscheinlich. Aber die Operation ist ein Eingriff mit möglichen Nebenwirkungen. Zu den Häufigkeiten der Nebenwirkungen nach der Operation gibt es in der Literatur widersprüchliche Angaben. Das liegt an unterschiedlichen retropubisch perineal Operationsmethoden und unterschiedlichen Tumorausdehnungen, die untersucht wurden. Außerdem werden bestimmte Nebenwirkungen wie zum Beispiel die Harninkontinenz in den einzelnen Studien sehr unterschiedlich definiert.

Eine RP kommt für Sie in Frage, wenn

Ihr allgemeiner Gesundheitszustand das Operationsrisiko rechtfertigt;

eine vollständige Entfernung des Tumorgewebes wahrscheinlich ist (das ist beim lokal begrenzten Prostatakarzinom der Fall);

Sie eine voraussichtliche Lebenserwartung von mehr als zehn Jahren haben;

für Sie persönlich der zu erwartende Nutzen der Operation die Risiken überwiegt.

Eine RP sollten Sie vor allem erwägen, wenn

die obigen Bedingungen auf Sie zutreffen und die diagnostischen Untersuchungen einen lokal begrenzten Tumor mit mittlerem oder hohem Progressionsrisiko ergeben haben.

Fragen vor einer radikalen Prostatektomie

Warum ist bei mir eine Operation sinnvoll?

Welche Klinik empfehlen Sie mir für den Eingriff?

Aus welchen Gründen?

Wie lange wird der Klinikaufenthalt voraussichtlich dauern?

Wann werde ich meinem Beruf wieder nachgehen können?

Welches Operationsverfahren empfehlen Sie für mich?

Ist bei mir eine nervenschonende Operation möglich?

Werde ich nach der Operation inkontinent sein?

Wird die Operation mein Sexualleben beeinträchtigen?

Soll ich vor der Operation Eigenblut spenden?

Nebenwirkungen und Häufigkeit

Nebenwirkung Harninkontinenz (unfreiwilliger Urinverlust)

Nach dem Ziehen des Blasenkatheters haben die meisten Männer Probleme beim Halten des Urins. In der Mehrzahl der Fälle bessert sich dies nach den ersten Wochen bzw. Monaten.

Drei Monate nach der Operation hat noch etwa jeder zweite Patient Kontinenzprobleme.

Es gibt Studien, bei denen fünf Jahre nach der Operation 28 von 100 Männern Windeleinlagen benötigen. Andere Untersuchungen ergaben, dass 18 Monate nach der Operation zwischen vier und 21 von 100 Männern gelegentlich (zum Beispiel beim Husten oder Niesen) einen unkontrollierten Harnabgang haben und bis zu sieben von 100 Männern dauerhaft inkontinent bleiben.

Nebenwirkung Impotenz (Erektile Dysfunktion)

Je nach Operationstechnik sind zwischen 20 und 80 von 100 Männern nach der Operation nicht in der Lage, eine Erektion zu bekommen oder zu halten.

Bei nervenschonender Operation haben bis zu 30 von 100 Männern Erektionsstörungen.

Ist ein Nervenerhalt auf Grund der Tumorausdehnung nicht möglich, bleiben bis zu 80 von 100 Männern dauerhaft impotent.

Verschiedene Hilfsmittel können den Geschlechtsverkehr mehr oder weniger ermöglichen.

Weitere mögliche Nebenwirkungen

Nach der Prostatektomie kann es bei bleibender Impotenz zu einer Verkürzung des Penis kommen.

Eine Anastomosenstriktur (eine durch Narbenbildung verursachte Verengung am Blasenhals, die unangenehme Probleme beim Wasserlassen verursacht) kann bei bis zu zehn von 100 Männern auftreten.

Bei perinealem Zugang: Stuhlinkontinenz in seltenen Fällen;

Verletzungen im Enddarm bei bis zu elf von 100 Männern.

Bei retropubischem Zugang: Neurapraxie (vorübergehende Nervenschädigung durch Druck während der Operation) in den Beinen bei bis zu 25 von 100 Männern.

Bei laparoskopischem Zugang muss mit einer schlechteren Kontinenz gerechnet werden.

Entfernung der Lymphknoten

Jedes Organ, so auch die Prostata, produziert eine Zwischenge-websflüssigkeit, die so genannte Lymphe. Diese wird über Lymph-bahnen transportiert und in den Lymphknoten gefiltert. Wenn ein Tumor streut, finden sich die ersten Krebszellen meist in den Lymphknoten, die in unmittelbarer Nähe des Organs liegen. Beim Prostatakrebs sind dies die Beckenlymphknoten.

Die einzige verlässliche Möglichkeit, einen möglichen Befall der Lymphknoten festzustellen, ist deren operative Entfernung (Lym-phadenektomie). Dabei werden die Lymphknoten entlang der großen Blutgefäße im Becken entnommen. Wenn sich dort Krebs-zellen finden, hat sich der Tumor schon über das Organ hinaus aus-gebreitet und ist durch eine Operation allein kaum noch zu heilen. Dieser Befund ist wichtig für die weitere Behandlung: Wenn mehr als ein Lymphknoten befallen ist, kann es unter Umständen sinn-voll sein, die geplante radikale Prostatektomie nicht mehr durch-zuführen, weil das ursprünglich angenommene Ziel der Behandlung – die Heilung – nicht mehr erreicht werden kann.

Bei lokal begrenztem Prostatakarzinom mit geringem Risikoprofil (Tumorkategorie T1c, PSA bis 10, Gleason-Score bis 6) kann auf eine Lymphadenektomie verzichtet werden, weil unter diesen Vor-aussetzungen die Wahrscheinlichkeit für einen Lymphknotenbefall sehr gering ist.

Wenn Ihnen der Arzt allerdings zu einer Entfernung der Lymphkno-ten rät, dann sollen mindestens zehn Lymphknoten entfernt wer-den. So kann möglichst gesichert festgestellt werden, ob bei Ihnen doch ein fortgeschrittenes Tumorstadium vorliegt, das unter Umständen eine zusätzliche oder andere Behandlung erfordert.

Durch die Entfernung der Lymphknoten kann es in wenigen Fällen zu einem so genannten Lymphödem kommen: Die Gewebsflüssig-keit fließt nicht mehr richtig ab. Es entstehen Schwellungen im Genitalbereich und an den Beinen, die unangenehm und schmerzhaft sein können. Sehr selten kann das Gewebe dadurch geschädigt werden.

Vor einer geplanten Lymphadenektomie wird Ihr Arzt Sie über Nutzen und Risiken des Eingriffs aufklären und mit Ihnen besprechen, was bei einem Lymphknotenbefall zu tun ist.

Ob die Entfernung der Lymphknoten zu einer möglichen Heilung beitragen kann, ist nach derzeitigem Wissensstand ungeklärt.

Fragen vor einer Lymphadenektomie

Kann bei mir auf eine Lymphadenektomie verzichtet werden?

Wie können unerwünschte Wirkungen behandelt werden?

Was ist zu tun, wenn Tumorzellen in den Lymphknoten gefunden werden?

Verlängert sich durch diesen Eingriff mein Krankenhausaufenthalt?

Ist ein Pathologe zugegen, der die entnommenen Lymphknoten während der Operation sofort untersucht? Wird dann die Operation unter Umständen abgebrochen?

Kann durch eine Bestrahlung nach der Operation vielleicht auf die Entnahme der Lymphknoten verzichtet werden?

Wird mein Immunsystem durch die Entnahme von Lymphknoten geschwächt?

Die Bestrahlung

Die zweite wichtige Behandlungsmöglichkeit mit Aussicht auf Heilung ist die Bestrahlung. Dabei wird energiereiche radioaktive Strahlung direkt auf das Tumorgewebe gerichtet. Die Zellkerne werden so geschädigt, dass die Krebszellen sich nicht mehr teilen können und absterben. Die Strahlung wirkt auf gesunde Zellen ebenso wie auf Krebszellen. Es ist heute aber möglich, die Strahlung so zielgerichtet auszusenden, dass überwiegend Krebszellen zerstört werden. Dadurch ist die Bestrahlung mit der Operation in Bezug auf Heilungschancen und Nebenwirkungen vergleichbar.

Man unterscheidet grundsätzlich zwei Arten der Bestrahlung:

die Bestrahlung von außen durch die Haut („perkutane Strahlentherapie");

die Bestrahlung von innen („Brachytherapie").

Die Bestrahlung von innen ist mit einer sehr hohen Dosisrate (hohe Dosis pro Zeit) möglich (daher HDR-Brachytherapie). Es können auch Strahlungsquellen in die Prostata eingesetzt werden, die dort über einen langen Zeitraum eine Strahlendosis geringer Intensität abgeben (niedrige Dosisrate, „Low-Dose-Rate", daher LDR-Brachytherapie).

Die Höhe der Strahlendosis wird in Gray (Gy) angegeben. Bei den einzelnen Bestrahlungsverfahren hat die erzeugte Strahlung eine jeweils andere biologische Wirksamkeit. Die Höhe der Strahlendosen bei perkutaner Bestrahlung und Brachytherapie können nicht miteinander verglichen werden.

Die perkutane Strahlentherapie

Die perkutane Bestrahlung (lateinisch: „perkutan" durch die Haut) ist das am besten erprobte Bestrahlungsverfahren beim Prostatakrebs. Die Strahlendosis wird durch einen Linearbeschleuniger erzeugt und von außen zielgenau auf die Prostata gerichtet.

Die ärztliche Leitlinie empfiehlt die perkutane Strahlentherapie als Behandlungsmöglichkeit für das lokal begrenzte Prostatakarzinom aller Risikogruppen. Dabei soll eine so genannte dreidimensionale Bestrahlungsplanung erfolgen. Das bedeutet: Die Prostata wird zunächst durch eine Computertomographie genau abgebildet. Anhand dieser Abbildung wird das „Zielvolumen" bestimmt, also der Bereich, den die Strahlung in voller Dosis treffen soll. Die Bestrahlung wird so berechnet, dass umliegendes gesundes Gewebe möglichst geschont wird. Von mehreren Seiten werden die Strahlen genau auf den Tumor gerichtet. Die Gesamtdosis muss über sieben bis neun Wochen hinweg in einzelnen Sitzungen verabreicht werden (man spricht von „fraktionieren"). Für jeden Patienten wird ein eigener Bestrahlungsplan erstellt.

Für einen Tumor mit geringem Risikoprofil soll die Gesamtdosis bei alleiniger perkutaner Bestrahlung gemäß der ärztlichen Leitlinie mindestens 70 bis 72 Gy betragen.

Bei mittlerem Risikoprofil sollte die Dosis erhöht werden und/oder zusätzlich vor und während der Bestrahlung eine unterstützende Hormonentzugstherapie durchgeführt werden (siehe Kapitel: „Die Hormonentzugstherapie"). Eine Erhöhung der Strahlungsdosis verbessert die Heilungschance, aber es besteht auch die Gefahr deutlich stärkerer Nebenwirkungen (siehe folgende Seite).

Patienten mit einem Tumor hohen Risikoprofils sollen zusätzlich für mindestens zwei Jahre eine unterstützende Hormonentzugstherapie erhalten (siehe Kapitel „Die Hormonentzugstherapie").

Der Vorteil der perkutanen Strahlentherapie besteht darin, dass sie keinen operativen Eingriff erfordert. Allerdings erstreckt sie sich über einen langen Zeitraum, in dem der Patient fünfmal wöchentlich zur Behandlung kommen muss.

Die Heilungschancen bei der perkutanen Strahlentherapie sind abhängig von der Ausbreitung des Tumors und seiner Aggressivität. Grundsätzlich sind für die perkutane Strahlentherapie Heilungschancen nachgewiesen, die denen der Operation vergleichbar sind.

Nebenwirkungen

Die möglichen Nebenwirkungen der perkutanen Strahlentherapie sind – ähnlich wie bei der Operation – nicht zu vernachlässigen. Man unterscheidet die Akutfolgen, die unmittelbar während oder kurz nach der Behandlung auftreten und dann wieder abklingen, und die Spätfolgen, die sogar erst Jahre nach der Behandlung auftreten können und unter Umständen bleibend sind.

Die in Studien genannten Häufigkeiten zu den Nebenwirkungen der Strahlentherapie sind sehr uneinheitlich. Das liegt zum Teil an unterschiedlichen Dosierungen, Techniken und unterschiedlichen Tumorausdehnungen, die behandelt und ausgewertet wurden. Außerdem werden bestimmte Nebenwirkungen wie zum Beispiel an Harnblase und Darm in den einzelnen Studien unterschiedlich definiert.

Nebenwirkung

Akutfolgen

Darmprobleme: Bis zu 30 von 100 Männern leiden an Durchfällen, Entzündungen der Darmschleimhaut oder Blutungen.

Blasenprobleme: Bis zu 30 von 100 Männern verspüren einen erhöhten Harndrang wegen Entzündungen der Schleimhaut in Blase oder Harnröhre.

Spätfolgen

Impotenz (Erektile Dysfunktion): 25 bis 60 von 100 Männern können zwei bis drei Jahre nach einer Bestrahlung keine Erektion mehr bekommen oder aufrechterhalten. Wenn unterstützend zur Bestrahlung eine Hormonentzugstherapie erfolgt, ist die Wahrscheinlichkeit zur Impotenz höher als ohne Hormonentzugstherapie. Verschiedene Hilfsmittel können den Geschlechtsverkehr mehr oder weniger ermöglichen.

Inkontinenz: Bis zu sechs von 100 Männern haben nach der Bestrahlung dauerhaft einen unkontrollierten Harnabgang. Die Ausprägungen reichen von gelegentlichem Harnabgang, etwa bei Niesen oder Husten, bis zu dauerhafter Inkontinenz.

Darmprobleme: Bei bis zu acht von 100 Männern tritt in Folge der Strahlung eine chronische Darmentzündung auf. Bis zu vier von 100 Männern leiden an chronischem Durchfall.

Die LDR-Brachytherapie

Bei der LDR-Brachytherapie werden kleine Strahlungsquellen in die Prostata eingebracht. Da sie in Form und Größe kleinen Samenkörnern gleichen, nennt man sie auch englisch „Seeds". Diese Seeds enthalten ein radioaktives Material (Jod oder Palladium), das nach und nach seine Strahlung abgibt. Die Strahlung reicht nur wenige Millimeter weit. Die Körnchen werden deshalb in der gesamten Prostata verteilt und verbleiben dort. Die Anzahl der Seeds und deren Verteilung werden für jeden Patienten einzeln berechnet und hängen von der Größe der Prostata ab.

Dünne Hohlnadeln, in denen sich die Seeds befinden, werden in die Prostata eingestochen. Der Eingriff erfolgt unter Ultraschallkontrolle und wird in Narkose durchgeführt.

Nach etwa vier bis sechs Wochen sollte mit Hilfe einer Computertomographie die Lage der Seeds kontrolliert werden, um bei ungenügendem Ergebnis weitere Behandlungsschritte vorzunehmen: zum Beispiel die Einlage weiterer Seeds oder eine zusätzliche perkutane Bestrahlung.

Die ärztliche Leitlinie empfiehlt die LDR-Brachytherapie nur für das lokal begrenzte Prostatakarzinom mit geringem Risikoprofil.

Für die mittlere Risikogruppe wird diese Behandlung zwar nicht empfohlen, sie ist aber dafür zugelassen.

Für Prostatakarzinome mit hohem Risikoprofil soll keine LDR-Brachytherapie angeboten werden.

Wenn die Prostata stark vergrößert ist, spricht auch das gegen das Einsetzen von Seeds.

Der Vorteil der LDR-Brachytherapie besteht in der kurzen Behandlungszeit. Es sind nur drei Termine notwendig: einer zur Planung des Eingriffs, einer zur Durchführung und einer zur Kontrolle. Die Heilungschancen sind mit denen der Operation vergleichbar, wenn die LDR-Brachytherapie nur bei der in der Leitlinie empfohlenen Risikogruppe angewendet wird.

Nebenwirkungen

Bei der LDR-Brachytherapie ist mit den gleichen akuten und bleibenden Nebenwirkungen zu rechnen wie bei der perkutanen Strahlentherapie. Zusätzlich besteht die Gefahr, dass einzelne Seeds „abwandern", meist in die Blase. Sie sollten aus Strahlenschutzgründen wenn möglich geborgen werden.

Akuter Harnverhalt tritt nach dem Eingriff bei bis zu 17 von 100 Männern auf. Das kann über einen längeren Zeitraum einen Blasenkatheter erforderlich machen.

Die LDR-Brachytherapie ist – anders als die perkutane Bestrahlung – ein operativer Eingriff. Damit sind zusätzliche Risiken verbunden, etwa das Narkoserisiko oder die Möglichkeit einer Infektion der Prostata durch Darmbakterien.

Die HDR-Brachytherapie

Die Bestrahlung mit hoher Dosisrate von innen wird auch „After loading"-Verfahren („Nachlade-Verfahren") genannt. Es werden Strahlungsquellen durch mehrere dünne Hohlnadeln direkt in die Prostata eingebracht. Dabei handelt es sich um Iridium 192, das nur eine kurze Reichweite hat. So kann im Tumorgewebe eine hohe Dosis abgegeben werden, ohne dass das umliegende Gewebe geschädigt wird. Der Eingriff wird unter Narkose durchgeführt.

Wie bei den Seeds erfolgt der Eingriff unter Ultraschallkontrolle. Nach der Behandlung werden die Strahlenquellen wieder entfernt. In der Regel wird die Behandlung im Abstand von etwa einer Woche noch einmal wiederholt. Pro Sitzung wird eine Strahlendosis von etwa 8-10 Gy verabreicht. An die HDR-Brachytherapie schließt sich eine perkutane Bestrahlung mit einer Gesamtdosis von etwa 45 Gy an.

Die ärztliche Leitlinie nennt die HDR-Brachytherapie als Behandlungsmöglichkeit nur in Verbindung mit einer an schließenden perkutanen Strahlentherapie für das lokal begrenzte Prostatakarzinom mit mittlerem und hohem Risikoprofil. In wie weit eine unterstützende Hormonentzugstherapie den Behandlungserfolg verbessert, ist wissenschaftlich nicht belegt.

Eine alleinige HDR-Brachytherapie ohne anschließende perkutane Bestrahlung soll nur bei Patienten mit Tumoren niedrigen Risikoprofils und nur im Rahmen klinischer Studien erfolgen.

Der Vorteil des Afterloadings besteht darin, dass pro Sitzung eine sehr starke Strahlendosis verabreicht werden kann. So kann der Tumor frühzeitig stärker geschädigt werden.

Nebenwirkungen

Auch dieses Verfahren ist mit allen oben erwähnten Nebenwirkungen der Bestrahlung verbunden. Außerdem ist folgendes zu beachten:

Da auf einmal eine sehr hohe Strahlendosis verabreicht wird, können die Nebenwirkungen unter Umständen deutlich stärker ausfallen als bei der perkutanen Strahlentherapie.

Durch die erhöhte Strahlendosis kann es vermehrt zu Harnröhrenverengungen und in der Folge zu chronischen Harnröhrenentzündungen kommen.

Zusätzlich kann sich bei zehn bis 20 von 100 Männern in der Prostata ein Ödem bilden: Es lagert sich Wasser im Prostatagewebe ein. Das bereitet Schwierigkeiten beim Wasserlassen.

Auch die HDR-Brachytherapie ist ein operativer Eingriff. Damit sind zusätzliche Risiken verbunden, etwa das Narkoserisiko oder die Möglichkeit einer Infektion der Prostata durch Darmbakterien.

Eine Bestrahlung kommt für Sie in Frage, wenn:

Sie auf jeden Fall eine Behandlung mit dem Ziel der Heilung wünschen;

Ihre körperliche Verfassung eine Operation nicht ratsam erscheinen lässt;

Sie das Operationsrisiko oder die Nebenwirkungen vermeiden möchten.

Fragen vor einer Bestrahlung

Welche Art der Bestrahlung kommt für mich in Frage? Warum?

Wie finde ich die für meine Situation beste Einrichtung?

Ist das Einsetzen der Seeds mit einer Strahlenbelastung für meine Umwelt verbunden?

Wie wird umliegendes Gewebe vor Strahlenschäden geschont?

Auf welche Besonderheiten bei meiner Ernährung muss ich achten?

Abwarten

Die Eingriffe, die zur Heilung des Krebses führen können, sind mit Risiken und Nebenwirkungen verbunden. Unter bestimmten Voraussetzungen kann es sinnvoll sein, sich von der Idee der unbedingt notwendigen Behandlung zu verabschieden.

Aktive Überwachung

Wenn Ihr Arzt bei Ihnen ein Prostatakarzinom mit guter Prognose festgestellt hat, dann wird dieser Tumor unter Umständen gar nicht oder so langsam wachsen, dass er Ihnen nie Beschwerden machen wird. Zum Zeitpunkt der Diagnosestellung jedenfalls besteht dann kein Grund, sich einer Behandlung zu unterziehen, die deutlich die Lebensqualität beeinträchtigen kann. Dennoch sollte der einmal entdeckte Tumor regelmäßig überwacht werden, damit bei Anzeichen einer Veränderung sofort reagiert und eine Therapie eingeleitet werden kann. Dieses Vorgehen nennt man Aktive Überwachung (abgekürzt: AS vom englischen Active Surveillance). Die ärztliche Leitlinie empfiehlt dieses Vorgehen für ein lokal begrenztes Prostatakarzinom unter festgelegten Voraussetzungen:

Tumormerkmal	Wert
PSA	bis zu 10 ng/ml
Gleason-Score	bis 6
Tumorkategorie	bis cT2a
Anzahl befallener Gewebeproben	max. 2 von 10–12 Proben
Anteil Tumorgewebe je Probe	maximal 50 %

Wenn diese Voraussetzungen auf Sie zutreffen, dann ist die Wahrscheinlichkeit, dass Ihr Krebs langsam oder gar nicht wachsen und nicht metastasieren wird, sehr hoch. Deshalb ist keine Notwendigkeit gegeben, sofort eine aktive Behandlung einzuleiten. Solange der Tumor keine Anzeichen von Wachstum (Progress) zeigt, kann Ihnen der Arzt die beeinträchtigenden Nebenwirkungen von Operation oder Bestrahlung ersparen.

Die Gefahr eines solchen Vorgehens besteht darin, dass ein Fortschreiten des Tumors zu spät erkannt wird. Deshalb empfiehlt die ärztliche Leitlinie, in den ersten beiden Jahren alle drei Monate eine Tastuntersuchung und eine PSA-Bestimmung durchzuführen. Wenn die Werte über zwei Jahre stabil bleiben, sollen die Kontrollen halbjährlich erfolgen. Gewebeproben sollen nach zwölf bis 18 Monaten und danach alle drei Jahre wieder entnommen und untersucht werden. Durch eine so engmaschige Kontrolle kann ein Fortschreiten der Krankheit mit sehr hoher Wahrscheinlichkeit rechtzeitig erkannt werden.

Wenn sich im Verlaufe der Kontrollen herausstellt, dass Ihr Tumor stärker fortschreitet, soll die Überwachung aufgegeben und der Krebs durch Operation oder Bestrahlung behandelt werden. Das ist der Fall, wenn

der Gleason-Score sich auf mehr als 6 verschlechtert hat oder

die Verdopplungszeit des PSA weniger als drei Jahre beträgt.

Die Erfahrung mehrerer Studien hat aber gezeigt, dass der Grund für den Abbruch einer abwartenden Behandlung oft gar kein medizinischer ist. Die psychische Belastung, einen Tumor in sich zu wissen und nicht zu behandeln, kann stark sein. Eine Begleitung während der Überwachung, die auch Rücksicht auf Ihre psychischen und seelischen Bedürfnisse nimmt, kann Ihnen helfen, mit der Angst umzugehen. Damit Sie Ihrem Körper eine Operation oder eine Bestrahlung nur dann zumuten, wenn sie medizinisch notwendig ist.

Die aktive Überwachung kommt für Sie in Frage, wenn

Ihre körperliche Verfassung Operation oder Bestrahlung grundsätzlich zulässt;

Ihr Tumor die oben genannten Voraussetzungen zeigt;

Sie zugunsten Ihrer Lebensqualität auf einen heilenden Eingriff verzichten möchten.

Fragen zur Active Surveillance

Ist die Überwachung für mich geeignet?

Was bedeutet die regelmäßige Überwachung für mich? Worauf muss ich mich einstellen?

Was machen wir, wenn der Tumor doch weiter wächst? Woran erkennen wir das?

Erkennen wir das Fortschreiten rechtzeitig?

Sind Kontrollbiopsien gefährlich?

Kann ich durch mein Verhalten (Sport, Ernährung, Entspannung) dazu beitragen, dass der Tumor langsamer wächst?

Welche Erfahrungen haben Sie mit dieser Strategie?

Das langfristige Beobachten

Ein wenig aggressives Prostatakarzinom wächst sehr langsam oder gar nicht. Die Wahrscheinlichkeit, an einer anderen Erkrankung (zum Beispiel Herzversagen) zu sterben, wird mit zunehmendem Alter immer höher. Vier von fünf Männern mit Prostatakrebs sterben heute nicht an, sondern mit ihrem Tumor.

Gerade in höherem Alter und/oder bei Beeinträchtigung durch andere Krankheiten sollten Sie den zu erwartenden Nutzen eines Eingriffs sehr genau gegen die Risiken abwägen. Operation oder Bestrahlung werden unter Umständen Ihre Lebensqualität beeinträchtigen. Inwieweit ein eventueller Lebenszeitgewinn diese Beeinträchtigung rechtfertigt, sollten Sie gemeinsam mit Ihrem Arzt überlegen.

Langfristiges Beobachten (Abkürzung: WW vom englischen Watchful Waiting) bedeutet, dass Ihr Gesundheitszustand regelmäßig von Ihrem Arzt kontrolliert wird, aber der Versuch einer Heilung nicht unternommen wird. Erst wenn der Krebs Beschwerden verursacht, werden diese Beschwerden behandelt, nicht der Krebs selbst. WW ist eine ausschließlich lindernde (palliative) Behandlung. Auch darüber soll Ihr Arzt Sie aufklären.

Langfristiges Beobachten kommt für Sie in Frage, wenn

Ihre körperliche Verfassung einen heilenden Eingriff nicht ratsam erscheinen lässt;

Ihre voraussichtliche Lebenserwartung so ist, dass Sie von einem heilenden Eingriff keinen Nutzen zu erwarten haben (in der Regel weniger als zehn Jahre).

Fragen zu Watchful Waitung

Warum empfehlen Sie mir das langfristige Beobachten?

Was tun wir, wenn der Krebs Beschwerden macht? Kann ich dann noch geheilt werden?

Mit welchen Beschwerden habe ich zu rechnen?

Wann können diese Beschwerden auftreten?

Die Hormonentzugstherapie

Das männliche Sexualhormon Testosteron sorgt dafür, dass Prostatazellen schneller wachsen und sich vermehren, insbesondere Prostatakrebszellen. Wenn der Testosteronspiegel gesenkt wird, verlangsamt sich deren Wachstum, und nur noch wenige teilen sich.

Alleinige Hormonentzugstherapie

Früher war die künstliche Absenkung des Testosterons vor allem in den Fällen angezeigt, in denen der Krebs als nicht mehr heilbar galt. Inzwischen aber kann sie unter bestimmten Voraussetzungen auch beim lokal begrenzten Prostatakarzinom eingesetzt werden, nämlich bei

Männern mit geringer Lebenserwartung;

Männern mit starken Begleiterkrankungen.

In keinem Fall kann der Krebs durch einen Hormonentzug geheilt werden. Unter Umständen kann das Fortschreiten der Krankheit verlangsamt oder verhindert werden. Auch bei WW-Patienten wird die Hormonentzugstherapie eingesetzt, wenn sich Beschwerden einstellen.

Unterdrückung der Testosteronproduktion – Kastration

Ziel der Hormonentzugstherapie ist es, den Testosteronspiegel stark zu senken, damit die Krebszellen nicht mehr wachsen. Das kann auf zwei Arten geschehen:

durch Gabe von Medikamenten;

durch eine operative Entfernung der Hoden (Orchiektomie).

Eine medikamentöse Kastration hat die gleichen Wirkungen (und Nebenwirkungen, siehe nächste Seite) wie die operative. Sie ist aber nicht endgültig und deshalb vielleicht psychisch weniger belastend. Allerdings ist damit die dauerhafte Medikamenteneinnahme verbunden.

Als Folge des Hormonentzuges kommt es zu Antriebsschwäche, Hitzewallungen, Osteoporose, Verlust des sexuellen Interesses (Libido) und der Potenz, Muskelabbau, Zunahme des Körperfetts sowie Blutarmut.

Behandlung mit Antiandrogenen

Es gibt auch die Möglichkeit, den Hormonhaushalt mit so genannten Antiandrogenen zu beeinflussen. Diese Medikamente hemmen nicht die Testosteronbildung. Sie sorgen vielmehr dafür, dass das Testosteron in der Prostata – speziell in den Tumorzellen – nicht wirksam werden kann. Männer, die mit Antiandrogenen behandelt werden, haben einen normalen bzw. leicht erhöhten Testosteronspiegel. Deshalb fallen viele Nebenwirkungen der Kastration weg. Häufigste Folge der modernen Antiandrogenbehandlung ist die Brustvergrößerung. Die Behandlung mit Antiandrogenen zeigt beim lokal begrenzten Prostatakarzinom ähnliche Ergebnisse wie die Kastration.

Eine alleinige Hormonentzugstherapie kommt für Sie in Frage, wenn

Sie aus Altersgründen das Operations- oder Bestrahlungsrisiko scheuen;

Ihre körperliche Verfassung eine Operation oder Bestrahlung nicht sinnvoll erscheinen lässt;

Sie im Rahmen des langfristigen Beobachtens Folgen der Erkrankung lindern wollen.

Unterstützende Hormonentzugstherapie

Die Hormonentzugstherapie kann auch unterstützend eingesetzt werden. Dann spricht man von so genannter adjuvanter oder neoadjuvanter Hormonentzugstherapie.

Eine Hormongabe vor (neoadjuvant) oder während und nach (adjuvant) der Bestrahlung soll die Zahl der Krebszellen in der Prostata verringern und diese unter Umständen verkleinern. Das kann die Wirksamkeit der Bestrahlung erhöhen.

Bei der neoadjuvanten Hormonentzugstherapie erfolgt vor der Bestrahlung eine etwa dreimonatige Hormonbehandlung. Dabei werden die Medikamente einmalig oder alle vier Wochen gespritzt. Die neoadjuvante Hormonentzugstherapie ist eine Behandlung über einen kurzen Zeitraum. Während der Bestrahlung wird die Hormonbehandlung fortgesetzt.

Im Anschluss an die Bestrahlung wird die so genannte adjuvante Hormonentzugstherapie durchgeführt. Diese ist eine Langzeittherapie und dauert in der Regel mindestens zwei Jahre.

Die ärztliche Leitlinie empfiehlt die unterstützende Hormonentzugstherapie vor, während und nach der Bestrahlung für das lokal begrenzte Prostatakarzinom mit hohem Risiko.

Für Tumore mit niedrigem Risiko konnte bislang kein Überlebensvorteil durch Hormonentzug nachgewiesen werden.

Bei mittlerem Risiko kann entweder eine Hormontherapie vor und während der Bestrahlung oder aber eine Bestrahlung mit höherer Gesamtdosis erfolgen.

Vor radikaler Prostatektomie soll eine neoadjuvante Hormonentzugstherapie beim lokal begrenzten Prostatakarzinom nicht durchgeführt werden.

Die Nebenwirkungen entsprechen denen der alleinigen Hormonentzugstherapie und klingen nach Ende der Therapie langsam wieder ab.

Fragen zur Hormonentzugstherapie

Ist die Hormonentzugstherapie für mich geeignet? Warum?

Welche Form der Hormontherapie kommt für mich in Frage?

Welche Vorteile hat die medikamentöse Kastration gegenüber der operativen?

Ist bei mir eine Behandlung mit Antiandrogenen sinnvoll?

Ist eine Spritze besser als Tabletten?

Mit welchen Nebenwirkungen habe ich zu rechnen? Was kann ich dagegen tun? Gehen diese Nebenwirkungen nach dem Ende der Behandlung wieder zurück?

Kann die Behandlung unterbrochen werden?

Woran erkenne ich, ob die Behandlung wirksam ist?

Darf ich als Diabetiker Hormone erhalten?

Andere Verfahren: Hyperthermie, Kryotherapie, HIFU

Hyperthermie

Bei der Hyperthermie (Hitzebehandlung) werden die Krebszellen einer Erwärmung von über 42 °C ausgesetzt. Dadurch sollen die Krebszellen geschwächt oder abgetötet werden. Derzeit gibt es aber keine ausreichend gesicherten Nachweise über die Wirksamkeit dieses Verfahrens. Es wird in der ärztlichen Leitlinie daher nicht empfohlen.

Kryotherapie

Im Gegensatz zur Hyperthermie arbeitet die Kryotherapie mit dem gezielten Einsatz von Kälte, um die Krebszellen zu zerstören. Es gibt auch hier keine ausreichend gesicherten wissenschaftlichen Nachweise für die Wirksamkeit der Kryotherapie bei Prostatakrebs. Sie wird deshalb nicht empfohlen.

HIFU

HIFU ist die Abkürzung für Hochintensiver fokussierter Ultraschall. Dabei werden sehr stark konzentrierte Ultraschallwellen gezielt auf das Tumorgewebe gelenkt mit dem Ziel, durch die entstehende Wärme die Krebszellen zu zerstören. Auch für die Wirksamkeit von HIFU beim lokal begrenzten Prostatakarzinom gibt es bislang keine ausreichend gesicherten wissenschaftlichen Nachweise. Die Methode wird deshalb für den routinemäßigen Einsatz nicht empfohlen.

Wichtig:

Die Kosten für Kryotherapie und Hyperthermie werden von den Krankenkassen in der Regel nicht übernommen, für HIFU nur im Rahmen eines Krankenhausaufenthaltes.

Literaturverzeichnis

Hackethal, Julius. **Der Meineid des Hippokrates**, 1992, Bergisch Gladbach

Heilbrun, Carolyn G. **The last gift of time. Life beyond sixty**, 1998, New York

Jens, Walter. **Menschenwürdig sterben**, 2009, München

Noll, Peter, **Diktate über Sterben & Tod**, Pendo, Zürich

De Spinoza, Baruch. **Kurze Abhandlung von Gott, dem Menschen und seinem Glück**, 1965, Berlin

Saint-Exupéry, Antoine de. **Der kleine Prinz**, 2000, München

Süddeutsche Zeitung. Artikel **„Der große Prostata-Irrtum"**, 12.3.2010, München

The Lancet. **Population-based study of long-term survival in patients with clinically localised prostate cancer**, 1997, 349: 906-10

Nützliche Adressen

Deutsche Krebshilfe e.V.

Buschstraße 32, 53113 Bonn

Telefon (Zentrale): 0228/72990-0 (Mo- bis Fr 8-18 Uhr)

E-Mail: deutsche@krebshilfe.de

www.krebshilfe.de

Kostenlose Infobroschüre „Die blauen Ratgeber" 017 Prostatakrebs

Bundesverband Prostatakrebs Selbsthilfe e.V. / BPS

Thomas-Mann-Str. 40, 53111 Bonn

Telefon: 0228/33889-500

und

Alte Straße 4, 30989 Gehrden

Telefon: 05108/926646

E-Mail: info@prostatakrebs-bps.de

www.prostatakrebs-bps.de

Arbeitsgruppe Biologische Krebstherapie

5. Medizinische Klinik

Prof.-Ernst-Nathan-Str. 1, 90491 Nürnberg

E-Mail: agbkt@klinikum-nuernberg.de

www.agbkt.de

Deutsche Krebsgesellschaft e.V.

TiergartenTower

Straße des 17. Juni 106-108

10623 Berlin

Telefon: 030/32293290

E-Mail: service@krebsgesellschaft.de

www.krebsgesellschaft.de

http://www.leitlinienprogramm-onkologie.de/docs//OL PLL Prostatakrebs 1.pdf und 2.pdf

KID-Krebsinformationsdienst des Deutschen Krebsforschungszentrums

Telefon: 0800/420 3040 (täglich 8-20 Uhr)

kostenlos aus dem deutschen Festnetz

E-Mail: krebsinformationsdienst@dkfz.de

www.krebsinformationsdienst.de

Telefon-Seelsorge

0800/111 0 111

0800/111 0 222

Zu den Autoren

Ruudy Hock ist das Pseudonym für einen an Prostatakrebs erkrankten Wissenschaftler aus der Stuttgarter Region.

In unzähligen Interviews enthüllte der heute 68-Jährige der Co-Autorin den postdiagnostischen Verlauf seiner Erkrankung.

Er zieht die Anonymität einer allgegenwärtigen Medienpräsenz vor.

Angela Staberoh ist bekannt durch ihre Bücher über Sterben und Tod. Ihr erstes Buch „Anja – Vom Recht eines Kindes in Würde zu sterben" erschien 1998 im Patmos-Verlag. In dieser Dokumentation über das lange Sterben ihres einzigen Kindes, das im Alter von zwei Jahren am Moya-Moya-Syndrom erkrankte, einem fortschreitenden Gefäßverschluss im Gehirn, befasste sie sich mit medizinethischen Fragen.

Ihr letztes Werk „Freitod. Frauen, die Hand an sich legten. Von Eleanor Marx bis Hannelore Kohl", mit einer Einführung von Eugen Drewermann, erschien 2010.

Die Co-Autorin lebt mit ihrem Mann am Bodensee.

Nachwort

Der von Ruudy Hock gewählte alternative Weg des „Beobachtenden Abwartens" kann Männern, bei denen ein Prostatakarzinom diagnostiziert worden ist, Denkanstöße liefern und ihren Blick auf ein eher unübliches Vorgehen richten. Diese Strategie werden wohl nur diejenigen wählen, die:

– für sich alle Kriterien einer Therapie sorgfältig definiert haben.

– nicht nur eine emotionale, sondern auch eine sachliche Bewertung der Perspektiven vornehmen können.

– gelernt haben, Prioritäten zu setzen.

– bereit sind, möglicherweise eine – statistisch gesehen – leicht verkürzte Lebensspanne in Kauf zu nehmen zugunsten ihrer körperlichen Unversehrtheit.

– wie ein Bollwerk dem immensen Meinungsdruck standhalten können, der ihnen suggeriert: „Nur durch medizinische Intervention kannst du dein Karzinom besiegen!"

– sich mit der Tatsache ihrer eigenen Endlichkeit versöhnt haben.